Let's Try!

橋本テツヤの㋢㋹㋥式

読んで声出す

脳の若がえりBOOK

橋本テツヤ 著

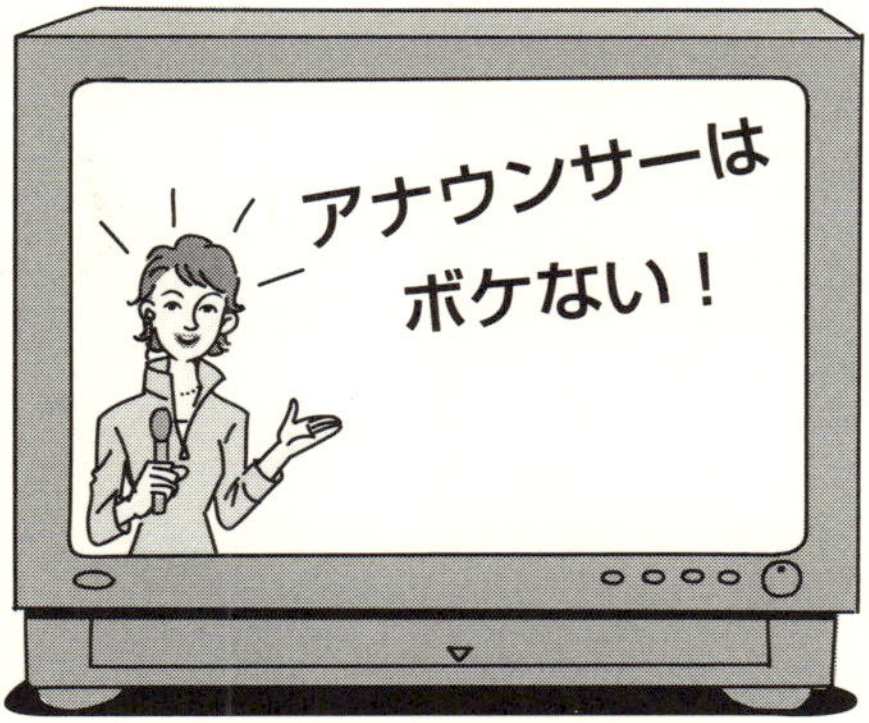

太陽出版

はじめに　――あなたは毎日脳を使っていますか？――

✢声を出すことには魔法の力がある✢

いきなりで恐縮ですが、この本は黙読しないでください。

出来るだけ声を出してお読みください。


あなたは将来、「自分はボケるのではないか」と不安になったことはありませんか？

ある日突然、ボケが始まったらどうしましょう？

ボケて何もわからなくなった自分を想像し、恐怖感を覚えるという方もいらっしゃいます。

そのような状態になったら、愛する家族は困惑して嘆き悲しむだろうし、第一、大変な迷惑をかけることになる。願わくば自分の人生はボケとは無縁で、平穏な一生を送りたい。

人は誰しもそう思っているはずです。

しかし世の中は、不公平なもので、同じ八十歳でもスポーツを楽しみ、友達との会話も弾む元気な方もいれば、体は丈夫なのに家にひきこもり、家族の名前さえ忘れてしまっている方もいます。

この差はいったいどこから来るのでしょう。

「仕方ないよ、人それぞれの運命さ」とあきらめますか？

でもそうでしょうか？

ボケは、その人の生活習慣と大きく関係しているといいます。

元気なうちの今から、物忘れしない脳、ボケない脳を作っていきませんか？

◆ではまず、あなたの脳の、働き具合のチェックです。

□近所で挨拶された人の名前が思い出せない。
□言いたいことがなかなか言葉に出ない。
□書きたい簡単な漢字が出てこない。
□話そうと思う言葉とは違う言葉が出てくる。
□声が小さくなり、大きな声が出せない。
□本や新聞を読むのが面倒になる。
□仕事の能率が悪くなった。
□しゃべり始めに「えー」、「あー」、などの言葉が頻繁に出る。
□友人や仕事仲間との約束を忘れることがある。

□昨日食べた夕食のメニューがなかなか思い出せない。
□つい最近訪れた場所（建物）の道順をふと忘れてしまった。
□何かをしようと立ち上がったのに、何だったのかを忘れてしまった。

いかがですか？　こんな症状が出てくることはありませんか？

このような症状が出てくるようになったなら、あなたの脳も要注意です。

日本はこれまでどの国も経験しなかったような超高齢化社会を迎え、４人に１人が高齢者という時代になりました。

人は誰でも年齢を重ねることで体の機能が低下していくことはご承知の通りです。脳の働きもまた同じで、自分で気がつかないうちに「脳機能」は低下し、いつのまにか「ボケ」と言われる症状が進んでいることがあるのです。

「ボケ」は明るくて、おしゃべり上手で社交的な人ほどなりにくく、反対に短気で内向的な人ほどなりやすいと言われます。

自分の発する言葉にイライラしながら、

「ほら、この間会ったあの人、えーと、ほら、あの人だよ」

「うーん、わかんないかな、だから、アレが載っているアレ、アレだよ」

などと周囲の人に八つ当たりしながら、具体的な名前を出さずに訳のわからない言葉を頻繁に発するようになったら、要注意。「ボケ」の始まりかも知れません。

では、**「ボケない脳を保つ」**にはどうすれば良いのでしょう?

私は長年、放送業界で仕事をしておりますが、「司会者やアナウンサーなど、人と接し話す機会の多い職業の方がボケた」という例は、聞いたことがないことに気づきました。こうした人たちは、高齢者になってからも頭脳明晰でいつまでも若々しさを保っています。

こうしたことから、私は物忘れや痴呆を防ぎ、老化を遅らせる「鍵」は**「しっかりと声を出すこと、人と話すこと」**にあると確信したのです。

✢ 音読は脳に効果的な作用がある ✢

最近、**「音読」**や**「計算」「漢字の書き取り」**が、脳を使う効果的なトレーニングになるという研究が発表されました。（東北大学教授、川島隆太氏の研究）

音読は、本を黙読している時と比べ、本を声に出して読むことが脳の働きをより活発にし、心の中までも生き生きとさせる効果あるからだと言います。

さて、困りました。

黙読は、読めない漢字が出てきても、その部分を飛ばして読み続けることが出来ますが、音読の場合は声に出して読んでいますから、読めないとその時点で声が止まってしまいます。

音読を続けるには、漢和辞典を開いて調べるか、誰かに教えてもらうかのどちらかになります。

あなたはどちらを選びますか？

どちらを選ぶにせよ、きちんとごまかさず音読を続ける意思があるかないかが大事なのです。読めない漢字を辞書で調べる、人に読み方を聞く、どちらの行為も、身体を動かし頭をはっきりさせることにつながるからです。

音読の良さは、声を出すことにあります。声を出すことが、脳の働きをより活発化させるからです。

では、音読だけが、脳の働きを良くするのかと言えば嘘になります。ボケないためには、食事の栄養バランスも大事でしょうし、適度な運動も欠かせません。そして何よりも大事なことは、**「いつも脳を使い、いかに脳に刺激を与える生活をしているか」**と言うことになります。

アナウンサーや司会者を経験した人たちに、ボケがいないのは、若い頃から、あらゆるものに興味を持ち、多くの人たちと接し、話（おしゃべり）をする刺激のある生活をしてきたからなのです。

脳機能は、大きく分けて**思考**、**感情**、**注意**、**記憶**、**認識**の五つの基本要素で構成されていると言います。（医学博士　簗山　節氏の研究）

『思考』は、考えるしくみ。『感情』は、喜怒哀楽などの、ある状況に対して発生し、『注意』は、周囲にある限りない情報を選んで脳に取り込む部位であり、『記憶』は、いつでも取り出せる過去の情報。『認識』は、ほとんど意識しないで行われる情報処理機能。これらの機能が同時に働き、構成されているのが人間の脳というわけです。

脳は使えば使うほど、その機能低下を防ぎ、人間のもつ五感、**視覚**、**嗅覚**、**聴覚**、**触覚**、**味覚**を刺激し発達させると言います。五感が、脳外部のアンテナとすれば、日頃からたくさんのアンテナを張り巡らし、「脳」をしっかり鍛えていく必要があります。

これから先、まだまだ続く長い人生を健康に過ごすために、こうした五感をスキルアップさせ、明るく楽しい日々を送ろうではありませんか。

さぁ、さっそく今日から「脳を鍛える様々なカリキュラム」で、ボケない脳を作りましょう。

もくじ

第3章　日常生活で簡単お手軽能力アップ！　あなたの日常感覚が脳を鍛える

第1章

脳を若がえらせる

『アナウンサー式』口の運動で

✢ 正しい声が出る呼吸法 ✢

声を出す基本になるのは、呼吸です。

俳優やアナウンサーを目指す人が最初に学ぶことは、呼吸法です。正しい姿勢で出来るだけ多くの空気を吸い込み、吐き出す**「腹式呼吸」**を徹底的に訓練します。そして体全体に大きな声を響かせ発声練習を繰り返すわけです。

なぜ「腹式呼吸」が良いのかと言いますと、胸で呼吸するより、「腹式呼吸」は吸い込む空気の量が多くなり、その分楽に発声を繰り返すことが出来るからです。

俳優やアナウンサーがしゃべる内容は、日常会話と違い、お客様にはっきりとわかる発声をしなければなりません。また、長時間しゃべり続けても、声がかれない、よく響いた、通る声でなければなりません。そのため、お腹で「声を支える」訓練が必要なのです。この訓練に一番役立つ方法が、「腹式呼吸」というわけです。

しかし皆さんは、この「呼吸法」に神経質になる必要はありません。要は楽に、出来るだけ多くの空気を吸い込んだり吐き出すことが出来るかを練習すれば良いのです。空気をいっぱい吸い込んでゆっくり吐き出すことは、身体の血管を広げ血液の流れを改善させると言います。空気をたっぷり吸い込むことで、脳の中にある「海馬」という部分の記憶機能が働き**「記憶力が増強される」**のです。

正しい発声法で出す「声」は出せば出すほど若返り、魅力的になります。

以前、ある方と電話でお話しした時に、若々しい声でお話しなさるので、四十代の方かと想像したところ、お会いして七十歳を超えた方と知り、驚いたことがあります。

「声」は訓練すればするほど、年を取らないものなのです。

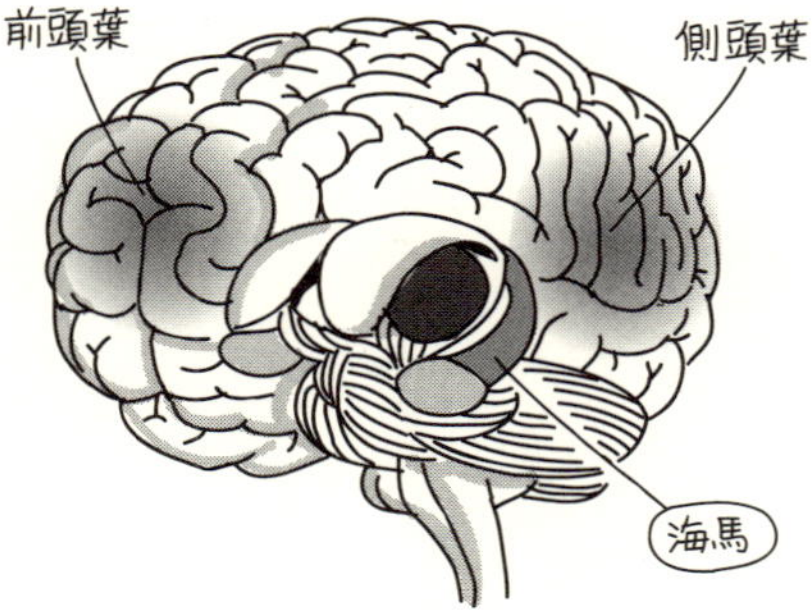

✢声を出すための準備体操『簡単に出来る腹式呼吸』✢

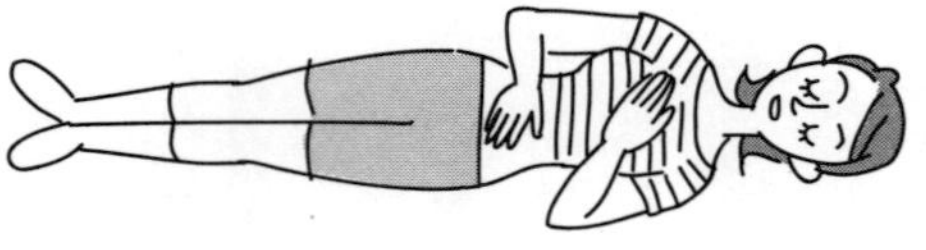

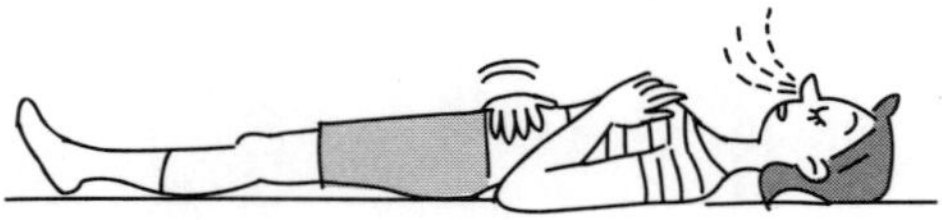

まずは、楽な呼吸で声を発することから学んでいきましょう。
肩の力を抜いてゆっくり練習です。

☆床や布団の上にあおむけに寝ます。そして右の手のひらをお腹の上に軽く置き、左の手のひらを胸の上に軽く置きます。お腹や胸を圧迫しないよう置いてください。

次に口を軽く開いて、鼻から空気をゆっくり、出来るだけ深く吸い込んでください。吸い込んだとき、お腹の上に置いた手のひらが上に持ち上がったら、腹式呼吸の第一歩が出来た人です。

鼻から吸い込んだ空気は、口から、(口をすぼめながら)ゆっくりなるべく時間をかけて吐き出します。

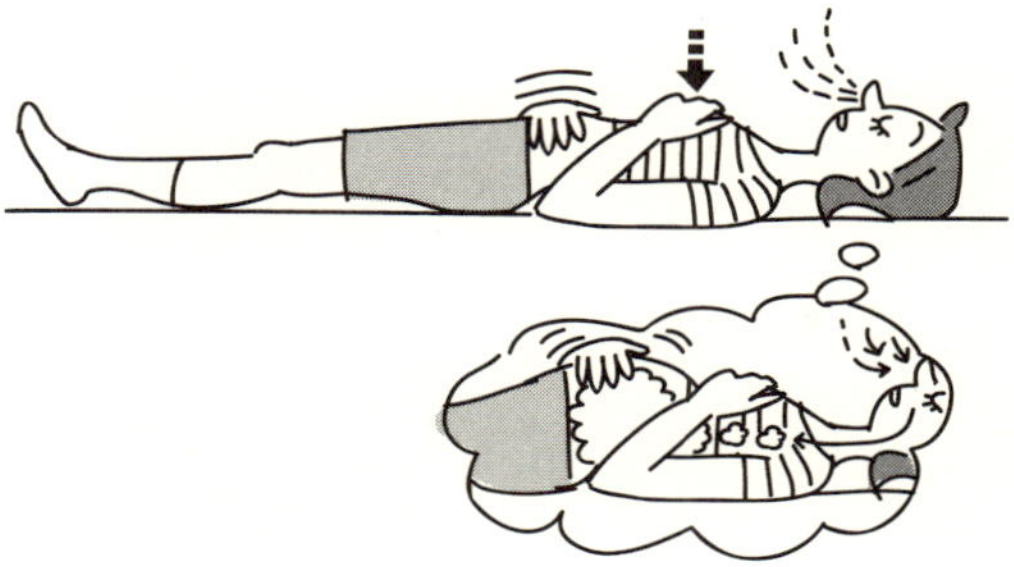

☆では、もう一度繰り返してみましょう。

慣れてきたら、空気を吸った後、1回呼吸を止め、ゆっくり吐き出す練習をしてみてください。

繰り返しても、お腹の上の、右手のひらが盛り上がらない人は、胸の上に置いた左手のひらで、軽く胸を押さえて繰り返しましょう。

お腹に空気を入れ込むイメージを描きながら、ゆっくりですよ。

緊張したり、焦ってやると上手に出来ません。

リラックスした状態で、毎日、朝晩お布団の上で練習するのが効果的です。ご主人や奥様、お子様に、空気を吸い込んだとき、お腹がふくらんだかどうかを見てもらうのも良いですね。

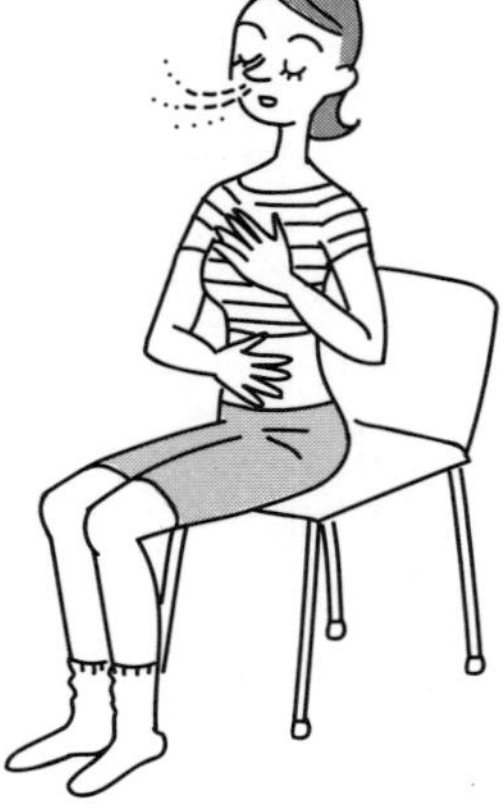

☆あおむけに寝て練習した「腹式呼吸」の第一歩が出来たら、今度は座ったままでの練習です。
椅子に浅く腰かけ、寝たときと同じように、右手を軽くお腹に当て、左手を胸の位置に当てます。

口を軽く空け、鼻から深く空気を吸い込みます。

一度呼吸を止めてから口をすぼめて、吸った空気を、時間をかけてゆっくり吐き出してください。

鼻から空気を吸い込んだとき、お腹がふくらみましたか？

すぐ出来なくてもあせらずに、ゆっくりですよ。

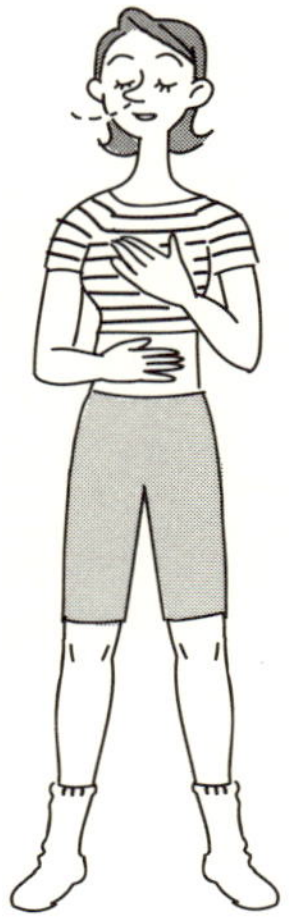

☆さぁ、これが出来たら、いよいよ立った姿での練習です。

両足を左右に軽く開き、そう、柔道の自然体のような感じです。

同じく、右手はお腹に当て、左手は胸に当てます。

肩の力を抜いて、ゆっくり空気を鼻から吸い込みます。

一度息を止めて、口をすぼめて空気を吐き出します。

お腹がふくらんだかを確かめましたか？

日常的に意識して、この練習を繰り返してください。

これで、あなたは、腹式呼吸の達人です。

この呼吸法を使って声を楽に出してみましょう。

✢口の体操、アイウエオ✢

前に述べたように、音読には、脳のあらゆる場所を活発化させ、右脳、左脳の働きを良くする効果があります。

しかし、つかえながら読んでいては、イライラが募り、かえってストレスが溜まってしまいます。音読はすらすら読めてこそ、気分すっきり、より良い効果が出ます。

発声の基本は、**「呼吸」**であることは、先に申し上げた通りです。まずは、深い呼吸が出来る腹式呼吸で、**「口の体操」**から始めていきましょう。

日本語の母音はアイウエオの五つしかありません。それに、ヤ行のヤ、ユ、ヨのような半母音と子音とで構成されています。

ここまで書くと、何やら難しいことのように感じられるかも知れません。でも、皆さんがふだんおしゃべりしている会話も、こうした構成で成り立っているのですから、難しく考える必要はありません。楽しく気楽に**「声」**を出す練習をすれば良いのです。

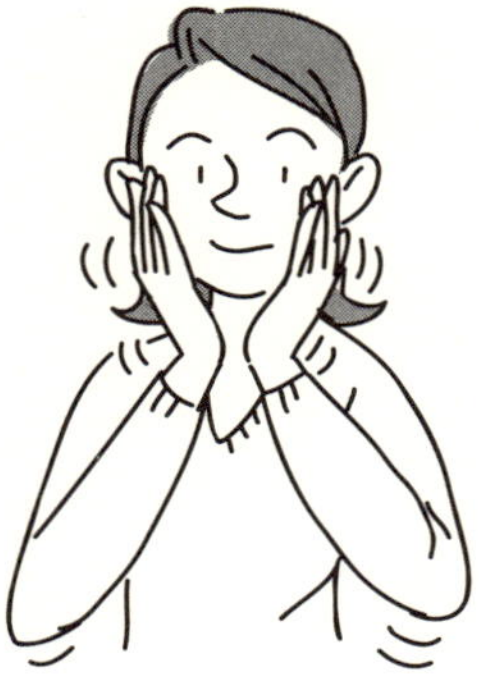

☆初めは母音（有声音）の発声練習からです。

肩の力を抜いて、両足を左右に軽く開き自然体でお立ちください。

一度大きく深呼吸しましょう。そう、腹式呼吸のおさらいです。

深く息を吸ったとき、お腹がぷーっとふくらみましたね。ゆっくり息を吐いてお腹をへこませます。

次に、頬の筋肉をほぐしましょう。アナウンサーたちが、しゃべる本番前によくやることなのですが、両頬を軽くマッサージします。こうすることで、頬の筋肉がほぐれます。

　さぁ、これで準備が整いました。

　次に掲げる五十音は、アナウンサーや俳優さんが発声練習をするものと同じものですが、母音発声の口の開き方を参考にしながら声を出してください。

　はじめはゆっくりです。

「ア・イ・ウ・エ・オ」と、
　ひとつひとつ区切りながら何回も繰り返しやってみましょう。

　サ行、ヤ行、ラ行は発音しにくいですから、なるべく正確に発音出来るようゆっくり練習してみてください。

美しい母音発音のための口の開き方

ア	イ	ウ	エ	オ

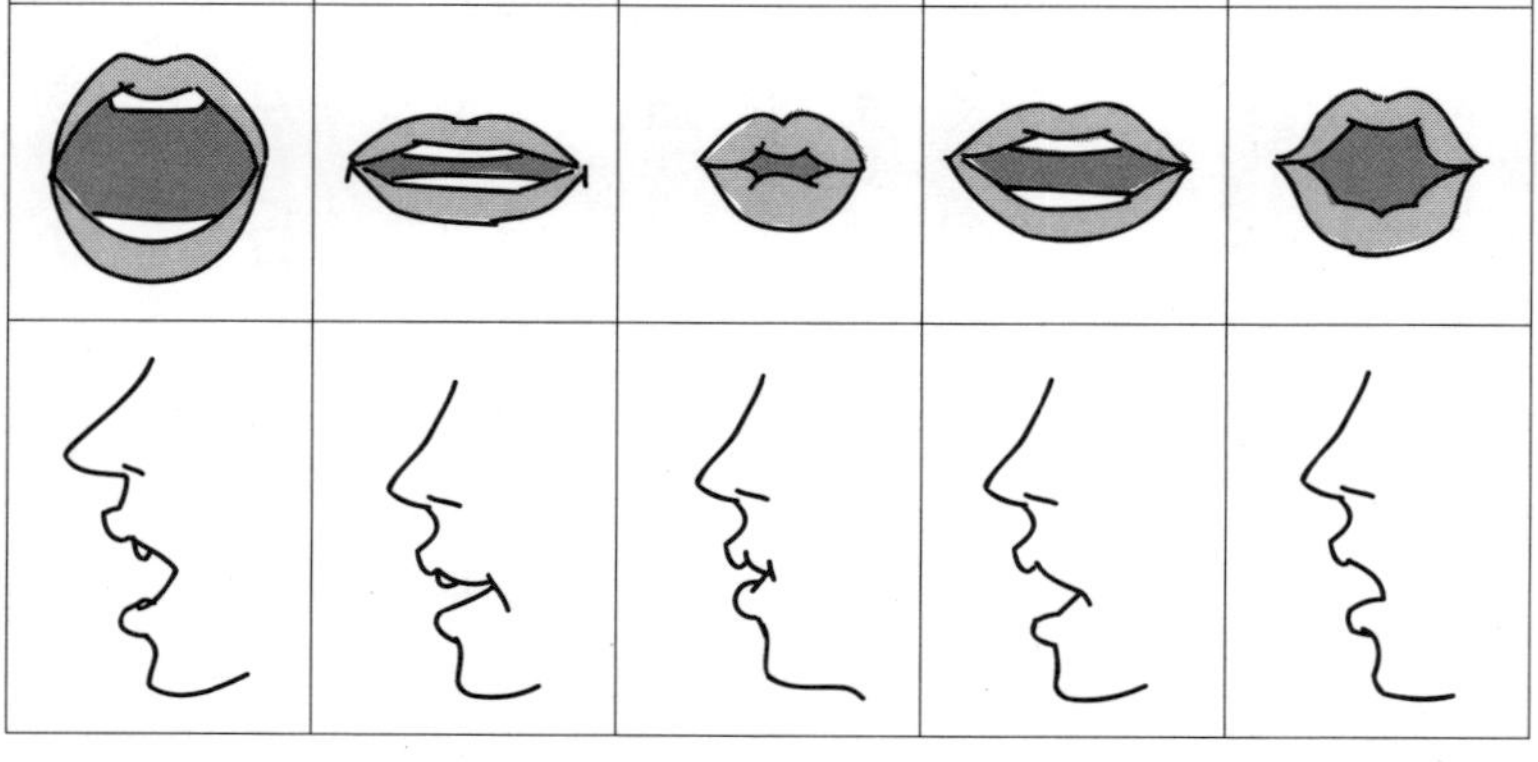

Let's Try!

STEP 1

脳の活性化

発声レッスンⅠ

アイウエオ

サシスセソ

ナニヌネノ

マミムメモ

カキクケコ

タチツテト

ハヒフヘホ

ヤイユエヨ

ラリルレロ
ガギグゲゴ
ザジズゼゾ
バビブベボ

ワイウエオ
カ゚キ゚ク゚ケ゚コ゚
ダヂヅデド
パピプペポ

「カ゚キ゚ク゚ケ゚コ゚」という国語辞典に載っていない字が出てきました。

これは**鼻濁音**を表す文字です。

例えば「飲みぐすり」「星がきれい」「映画（えいが）」「邦楽（ほうがく）」のような言葉をしゃべるとき、「が」という発音が優しく聞こえるように少し鼻にかかったような音を発するときに使います。

「ノミク゚スリ」「ホシカ゚キレイ」「エイカ゚」「ホウカ゚ク」

鼻濁音の出し方は、まず口を閉じて、**「ンー」**と発声してみてください。鼻に少し振動が伝わります。そのまま口を開いて**「ガー」**と声を出してください。

簡単でしょう？

その鼻にかかったような声が鼻濁音です。

「ガ」「ギ」「グ」「ゲ」「ゴ」が、**「カ゚」「キ゚」「ク゚」「ケ゚」「コ゚」**になりましたね。

さぁ、いかがですか？

周囲の人を気にせず、堂々と声を出すことが出来ましたか？

毎日少しずつ練習しましょう。

こうした発声練習は、あなたの声を若返らせ、顔の皮膚のたるみも防ぐことが出来ます。

また、ふだんの会話の中で、今までとは違う聞き取りやすい声になり、言いたいことをスムーズに伝えることが出来るようになります。

練習にあたっては、決してあせらず、急がず、リラックスして取り組んでください。腹式呼吸も忘れてはいけません。

上達したら、次の段階です。

これも同じように、ゆっくり、ひとつひとつ区切って発音してください。

STEP❷

脳の活性化

発声レッスンⅡ

アエイウエオアオ
カケキクケコカコ
サセシスセソサソ
タテチツテトタト
ナネニヌネノナノ

ハヘヒフヘホハホ

マメミムメモマモ

ヤエイユエヨヤヨ

ラレリルレロラロ

ワエイウエオアオ

ガゲギグゲゴガゴ

カ゚ケ゚キ゚ク゚ケ゚コ゚カ゚コ゚

ザゼジズゼゾザゾ

ダデジズデドダド

バベビブベボバボ

Let's Try!

STEP❸ 脳の活性化

発声レッスンⅢ

今度は少し難しいですよ。
あせらずゆっくりと腹式呼吸で発音してください。
口をなるべく大きく開けて、はっきりと正確に発音しましょう。

キャ　キェ　キ　キュ　キェ　キョ　キャ　キョ

シャ　シェ　シ　シュ　シェ　ショ　シャ　ショ

チャ　チェ　チ　チュ　チェ　チョ　チャ　チョ

ニャ ニェ ニ ニュ ニェ ニョ ニャ ニョ

ヒャ ヒェ ヒ ヒュ ヒェ ヒョ ヒャ ヒョ

ミャ ミェ ミ ミュ ミェ ミョ ミャ ミョ

リャ リェ リ リュ リェ リョ リャ リョ

ギャ ギェ ギ ギュ ギェ ギョ ギャ ギョ

キャ キェ キ キュ キェ キョ キャ キョ

ジャ　ジェ　ジ　ジュ　ジェ　ジョ　ジャ　ジョ

ビャ　ビェ　ビ　ビュ　ビェ　ビョ　ビャ　ビョ

ピャ　ピェ　ピ　ピュ　ピェ　ピョ　ピャ　ピョ

慣れてきたら、ご自分が言いやすいように、リズムをつけて、スピードをあげてください。なんだかプロのアナウンサーになったような気分になりませんか？

慣れてくればくるほど気分爽快、楽しくなります。そうです、この楽しい気持ちこそ、脳に刺激を与え、脳を若返らせる効果につながるのです。

✢口のならし運転✢

五十音の基本練習が出来ましたら、簡単な言葉を読んでみましょう。
腹式呼吸を使って、はっきりとした発音でゆっくり読みます。
声が前に出るようにイメージしてください。
正確に読めているか、誰かに聞いてもらいましょう。
テープにとってご自分で確かめる方法も良いでしょう。

口のならし運転
言葉のレッスン

おはよう。おはようございます。
こんにちは。こんばんは。
おやすみ。おやすみなさい。
行《い》ってきます。行《い》ってらっしゃい。
お帰《かえ》り。お帰《かえ》りなさい。
はやい。おそい。おそかった。

ありがとう。ありがとうございます。
どうもありがとう。
きみとぼく、あなたとわたし。みんな仲良《なかよ》し。
うさぎとかめの競争《きょうそう》でかめが負《ま》けたのは
どうしてでしょう。
朝《あさ》と昼《ひる》と晩《ばん》。山《やま》と川《かわ》。海《うみ》と空《そら》。
春《はる》、夏《なつ》、秋《あき》、冬《ふゆ》。

祖父《そふ》と祖母《そぼ》、父《ちち》と母《はは》、兄《あに》と姉《あね》、弟《おとうと》と妹《いもうと》、
私をいれて九人家族《きゅうにんかぞく》。
それに、猫《ねこ》と犬《いぬ》がいます。

目《め》と鼻《はな》と口《くち》。

こどももおとなも　ももがすき。

にわさきにいるにわとりがにわいた。

✢『早口言葉の練習』✢

今度は、簡単な**「早口言葉」**の練習です。

けれども、必ずしも早口で言う必要はありません。ここでの練習は、早口で言うのが目的ではなく、正しい発音が出来ているか、張りのある声が前に出ているかの練習なのです。頬の筋肉をほぐし、楽しく練習してください。おなかいっぱい息を吸い、一気に読んでいきましょう。ぼそぼそと口の中でしゃべらず堂々と大きな口を開け、しっかりと声を出してください。

「ひとつひとつを注意深く読むこと」が、脳の働きを活性化させます。

ただし、慣れてきたら、何度も繰り返し、秒数を計って（ ）内の標準スピードに少しでも近づくよう練習してください。

※ 標準スピードは10代後半から20代後半の平均速度を表記しています。この早さを目ざしましょう。

脳の活性化 早口言葉のレッスン

青《あお》は　藍《あい》より出《い》でて藍《あい》より青《あお》し（2秒）

慌《あわ》てるときは　粟《あわ》を食《く》うのではなく
泡《あわ》を食《く》うのである（3秒）

歌唄《うたうた》いが来て　歌《うた》　唄《うた》えと言うが
歌唄《うたうた》いぐらい　歌唄《うたうた》えれば
歌唄《うたうた》うが　歌唄《うたうた》いぐらい
歌《うた》　唄《うた》えぬから　歌唄《うたうた》わぬ（6秒）

蝦夷《えぞ》で暮《く》らすのも一生《いっしょう》　江戸《えど》で暮《く》らすも一生《いっしょう》
（3秒）

瓜《うり》うりが　瓜《うり》うりにきて　瓜《うり》うりのこし
うりうり帰《かえ》る瓜《うり》うりの声《こえ》（6秒）

おあやや　母親《ははおや》におあやまりなさい（2秒）

生麦生米生卵《なまむぎなまごめなまたまご》（2秒）

青巻紙《あおまきがみ》　赤巻紙《あかまきがみ》　黄巻紙《きまきがみ》　長巻紙《ながまきがみ》（3秒）

雀米噛《すずめこめか》む　生米噛《なまごめか》む　ここん小雀小生米噛《こすずめこなまごめか》む（5秒）

生産者《せいさんしゃ》の申請書審査《しんせいしょしんさ》（2秒）

そこに立った鶴首《つるくび》は　白鶴首《しろつるくび》か黒鶴首《くろつるくび》か
あれこそ真《しん》の真黒々《しんくろぐろ》の黒鶴首《くろつるくび》（6秒）

この竹垣《たけがき》に竹《たけ》たてかけたのは　竹《たけ》たてかけた
かったから竹《たけ》たてかけたのです（6秒）

茶煙草《ちゃたばこ》のんで煙草《たばこ》茶《ちゃ》のむ
茶煙草《ちゃたばこ》たばこ茶《ちゃ》　茶煙草《ちゃたばこ》のむ（4秒）

つみたて　つみあげ　つみ山椒《さんしょう》（2秒）

東京特許許可局《とうきょうとっきょきょかきょく》（2秒）

長町《ながまち》の七曲《ななまが》り　長《なが》い七曲《ななまが》り（2秒）

日本橋《にほんばし》二丁目《にちょうめ》の肉屋《にくや》の二階《にかい》で

鶏《にわとり》にわかに西向《にしむ》いて逃《に》げた（5秒）

野撫子《のなでしこ》　野石竹《のせきちく》（2秒）

武具馬具《ぶぐばぐ》ぶぐばぐ三《み》ぶぐばぐ

合わせて武具馬具六《ぶぐばぐむ》ぶぐばぐ（5秒）

坊主《ぼうず》が屏風《びょうぶ》に上手《じょうず》に坊主《ぼうず》の絵《え》を描いた（3秒）

右《みぎ》の耳《みみ》から耳輪《みみわ》を三《みっ》つ（2秒）

わしの山《やま》に鷲《わし》がいて
わしが鉄砲《てっぽう》で鷲《わし》を打《う》ったなら
鷲《わし》がびっくりし　わしもびっくり（6秒）

※「早口言葉」の言葉自体には特に意味はなく、古くから伝わる舌にもつれそうな言いにくい言葉を羅列したもので、「舌もじり」とも言います。

歌舞伎の二代目市川団十郎が演じた「ういろう売り」の口上（台詞）にも出て来ますが、こうした面白い舌もじりがいつしか庶民の間に広がり、全国各地に伝わったというものです。「ういろう」とは、江戸時代の薬のことで、主に胃腸薬だったといわれます。

早口言葉は、言いにくい分、一生懸命しゃべろうとしますから、いつの間にか体全体を使って**「声」**を出してしまいます。ふだん何気なく出している**「言葉」**が、腹式呼吸により、しっかり前に出る**「声」**に変わり、体全体に活力を与えます。

言いにくい言葉を上手に読めた瞬間の「達成感」は、心地よいものです。やがて、速く正確に音読（朗読）出来る要素につながるのです。

✢ 音読実践　すらすら読める喜びを味わおう ✢

「音読と朗読はどう違うのですか？」という質問を受けることがあります。

どちらも「声」に出して読むことに変わりはありません。しかし、私なりにご説明いたしますと、音読は感情をいれずに、淡々と読んでいくことであり、朗読はその文章に出てくる情景を言葉の抑揚などで描写していくことだと解釈しています。

子供に「読み聞かせる」のは朗読であり、文章の漢字の意味、文章の流れを理解しながら機械的に読んでいくことが、音読であると考えます。つまり、人に文章を聞かせるのが目的ではなく、自分自身が文章全体を理解していくためのものが音読であると考えます。

『口のならし運転』で、頬の筋肉がほぐれ、舌の回転が滑らかになったことだと思います。

今度は文章をすらすら音読していきましょう。

「平家物語」冒頭の一節から始めましょう。

この文章は、美文として有名です。七五調のリズムに乗って、はじめは淡々と読んでいきましょう。

脳の活性化

音読レッスン

「平家物語」

祇園精舎《ぎおんしょうじゃ》の鐘《かね》の声《こえ》
諸行無常《しょぎょうむじょう》の響《ひび》きあり
沙羅双樹《しゃらそうじゅ》の花《はな》の色《いろ》
盛者必衰《じょうしゃひっすい》の理《ことわり》をあらわす
おごれる者《もの》久《ひさし》からず
唯春《ただはる》の夜《よ》の夢《ゆめ》のごとし
猛《たけ》き人《ひと》も遂《つい》には滅《ほろ》びぬ
ひとへに風《かぜ》の前《まえ》の塵《ちり》に同《おな》じ

※ 平家物語は、日本人が日本人としての自覚を促す国民文学として広く浸透し、中学生の国語の授業の中で取り上げられています。

「祇園精舎」とは、釈迦が弟子たちと一緒に住んで教えを説いた寺であり、その寺の鐘の響きは、この世の全てが変化し、流転する真理を知らせたものといわれます。意味は、「この世ははかないもので、不変不滅のものはなく、勢い盛んなものは必ず衰える」といったものです。

いかがですか？ すらすらと読めましたか？

平家物語のこの冒頭の文章は、先に述べたように、美文で、七語調ですから、大変読みやすく、気持ち良く「声」が出て来たことと思います。

毎日、数回音読を繰り返し、出来れば、暗誦《あんしょう》出来るまで音読練習をしておいてください。

✢ 想像力を強化する　朗読の実践 ✢

前にもお話ししましたように、音読と朗読は違います。

これまでは、腹式呼吸のもと、声を前に出し脳を活性化させる**「口の運動」**を中心に練習してきましたが、今度は、ただ淡々と読む「音読」から、書かれている文章を理解しその内容から情景や状況を把握して、自分なりの感情を込めて読む**「朗読」**の練習をしましょう。

「朗読」はそこに書かれている文章の中から、情景をイメージし、**「あなただけの世界」**を作り出すことが出来る素晴らしいものです。

ベストセラーになった小説が、映画やドラマになり、見てみるとがっかりすることがあります。これは、小説を読んだあなたが、想像していた世界とかけ離れたものになっているからなのです。登場人物の顔や服装、建物の様子、自然の色彩などなど……。

例えば、**「赤い色のマントをまとった金髪の少女」**という文章が出てきたとします。

あなたが思う**「赤」**はどんな赤ですか？

「金髪」のそれはどんな金髪なのでしょう？

「マント」は、丈の長いものなのでしょうか、それとも短いものなのでしょうか？

監督や演出家は、それぞれ自分がイメージしたことを画像にして表現します。しかし、万人に支持されるイメージなどあるわけがなく、「このベストセラー小説を読んだ読者は、多分こんな風に考えているのだろう」と当て込まなければならないのです。感性の優れた監督や演出家であれば、小説のイメージと多少違っていても、それが素晴らしいものになっていれば客は満足し、小説の新たな別の解釈に拍手を送ることになるでしょう。しかし、その逆であったなら、結果はみじめなものになり、客は「小説と全然違っている」と落胆するでしょう。それだけ、人の想像力は千差万別ということです。

さぁ、それでは、あなただけのイメージをふくらませ、**「朗読」**の世界に入ってください。朗読の上手へたは二の次で良いのです。ここでの練習は、書かれている内容をはっきりとした「声」で発音し、あなたが想像する解釈で、読んでいけば良いのです。淡々とした読み方を練習した「音読」ではなく、今度は気持ちを込めて**「朗読」**してください。

まずは、先ほど音読練習した「平家物語」を朗読してみましょう。

腹式呼吸を使って、口をしっかりと開き、朗々とした声で読みましょう。

平家一門が滅亡した意味、世の中の無常、浮かばれぬ霊魂……それら様々なものを考え、哀調を帯びた美文にチャレンジしてください。

出来れば、家族や友人に聞いてもらい、音読とは違う変化を感じていただきましょう。一度淡々と音読してから、気持ちを込めて朗読し、聞き比べをしてもらう方法をおすすめします。

朗読テクニックその1――

この「平家物語」は、もともと琵琶法師によって語られた物語です。今でいう「弾き語り」です。したがって歌うように、朗々と語ってください。長唄、小唄、浄瑠璃のように音声の強弱をつけ、ここは大きな声で、ここは静かな声でというように、ご自分の気分が乗るように楽しんでください。

一例として、強弱、のばしのところに記《しる》しをつけました。あくまでも参考にしていただき、ご自分が読みやすい言い方を工夫してください。調子はずれになっても、恥ずかしがらずに声を出してみましょう。

どのようにすれば、歌うように語られるかを考えてください。

「考えることが、脳を若返らせるのだ」という意識を持ってやりましょう。

想像力アップ 朗読レッスンI

ぎお～んン～しょオう～じゃの～
かね～のこえ～
(祇園精舎《ぎおんしょうじゃ》の鐘《かね》の声《こえ》)
しょぎょう～むじょうの～ひびきあり～
(諸行無常《しょぎょうむじょう》の響《ひび》きあり)
しゃらァそうじゅのォはなのいろ～
(沙羅双樹《しゃらそうじゅ》の花《はな》の色《いろ》)
じょうしゃひっすいのォ
ことわりを～あらわす

（盛者必衰《じょうしゃひっすい》の理《ことわり》をあらわす）

おごれるもの～ォひさしからず～ゥ

（おごれる者久《ものひさし》からず）

ただッ、はるのよの、ゆめのごとし～

（唯春《ただはる》の夜《よ》の夢《ゆめ》のごとし）

たけきィ～ひともォ～ついにはほろびぬ～

（猛《たけ》き人《ひと》も遂《つい》には滅《ほろ》びぬ）

ひとえ～にィ～かぜのまえの～ちりにおなじ

（ひとへに風《かぜ》の前《まえ》の塵《ちり》に同《おな》じ）

※ —印は強く ～印はのばして

声を出しているうちに、なんだか恥ずかしくなってきましたか？

そうですね。慣れないことをやるには、抵抗がありますね。でも、こうした練習を繰り返していくうちに自信が出てきます。どうか恥ずかしがらずにやり続けてください。

ここまでくれば、体全体を使って「声」を前に出すことに慣れてきたのではないでしょうか。一度や二度で終わらず、何度も何回も「気持ち」を変えて変化のある読み方に挑戦しましょう。1回目より2回目、2回目より3回目というように、**「想像力」**を増して読んでください。そうすることにより、あなたの「脳」は日一日と若返っていくはずです。

朗読テクニックその2——

では、もうひとつ違う作品の朗読に挑戦してください。

漢字にルビはふりません。わからない字や読めない字が出てきましたら、面倒くさがらずに、辞書を開いて調べてみましょう。決して飛ばして読まないでください。調べるという行為もまた脳を活性化します。

作品は、日本の昔話です。

あなたが幼い頃、お聴きになったかも知れない**「猿の尾はなぜ短い」**を読んでいただきます。

昔話ですから、子供に聞かせるよう、ゆったりと楽しい雰囲気を作りながら朗読するように心がけてください。熊が言う場面では、セリフのように語っても良いでしょう。作品の中に登場する様々な状況を思い浮かべ、その場面を想像しながらお話しください。

想像力アップ

朗読レッスンⅡ

「猿の尾はなぜ短い」　（出雲に伝わる昔話）

昔の昔の大昔、猿の尻尾は三十三尋あったそうです。

それが熊のために騙されて、あのような短い尻尾になってしまいました。

或時猿は熊のうちへ訪ねて行って、「どうすれば沢山の川の魚を、捕ることが出来るだろうか」と相談しました。

そうすると熊が言うには、「今晩のような寒い晩に、どこか深い淵の上の岩に坐って、その尻尾を水の中へ浸けて置いてごらん。きっと色々な雑魚が来てくっつくから」と教えてくれました。

猿は大喜びで教えてもらった通りにして待っていますと、夜が更けて行くうちに、段々と尻尾が重くなりました。

それは氷が張って来たのでしたが、お猿は雑魚が来てくっついたのだと思っていました。

「もう是くらい捕れたら十分だ。あんまり冷たいから帰りましょう」

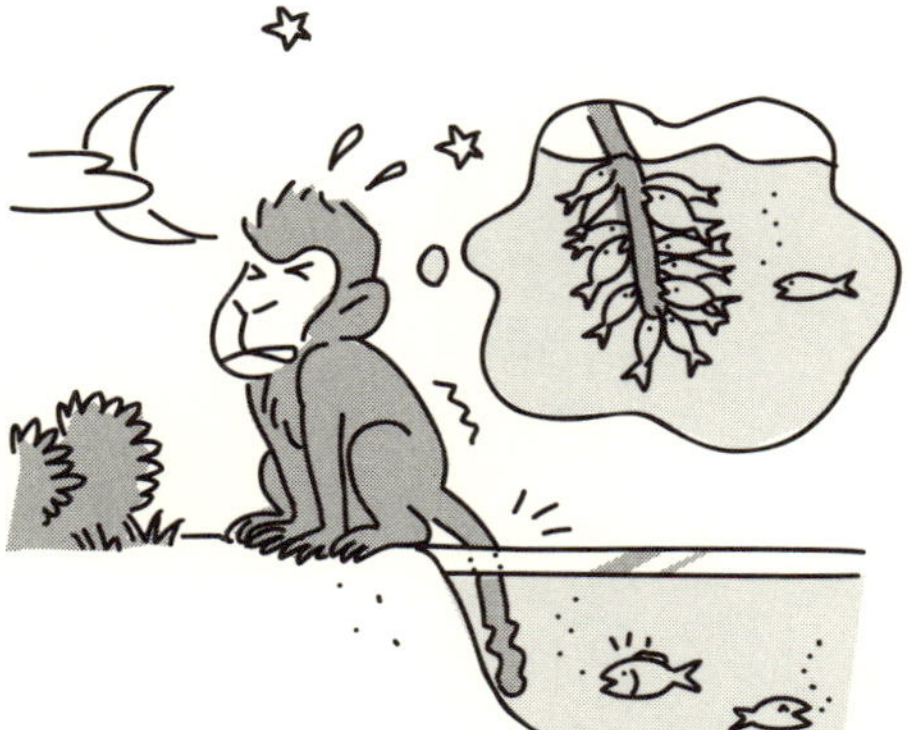

と思って、尻尾を引き上げようとしたけれどなんとしても抜けません。

「これは大変だ」と大騒ぎをして、無理に引っ張ったところが、其の尻尾が根元からぷっつりと切れました。猿の顔の真赤なのも、その時あまりに力を込めて引っ張った為だと言っている人があります。

※三十三尋の「尋」とは、両手を左右に広げた長さを言います。一尋は約1、８ｍと計算されており、三十三尋は59、４ｍになります。

Let's Try!

頭脳力アップ

記憶力確認クイズ

では、ここで突然ですが、質問にお答えください。

作品を読み返しながら、答えていただいてもかまいませんが、なるべく見ないでお答えください。文章に沿って正確にお答えください。

①猿の尻尾はどのくらい長かったのですか？

②猿はどこに坐って尻尾を水に浸けていたのですか？

③猿の尻尾は、どこからぷっつりと切れたのですか？

④猿の顔が真赤なのはどうしてですか？

答え①三十三尋　②深い淵の上の岩　③根元から　④あまりに力を込めて引っ張った為

正解でしたか？　文章に沿って正確に答えられましたか？

②の質問で、単に、「岩」とか「岩の上」と答えた方は間違いです。

④の質問で、「力を込めて引っ張ったから」と答えた方も間違いです。

状況説明においてはいずれも正解ですが、質問には、**「文章に沿って正確に」**とありましたね。

なんだ、へりくつ言って、引っ掛け問題みたいじゃないかと、怒らないでください。

これは、**「頭脳力」**を高める体操なのです。文章のひとつひとつを正確に読めるか、覚えられるかの鍛錬なのです。後で『記憶力回復』の項が出てきますが、常に、**「正確に記憶しよう」**という意識を持ち続けてください。

朗読テクニックその3――

次の文章は、落語でおなじみの「寿限無《じゅげむ》」です。

NHKの子供教育番組で取り上げられてから、幼稚園児から小学生に浸透し、ちょっとしたブームになりました。もともと、落語家の若手が修業のために暗誦する噺で、寄席の前座噺として披露するものです。先に述べた「舌もじり」の一種で、アナウンサーや役者さんのレッスンにも使われているものです。

最初は、何度も音読して覚えてしまいましょう。（暗誦）

覚えてしまえば後は簡単です。落語家になったつもりで、高座で演じているイメージを描きましょう。とはいえ無理に落語家さんの身振りや口調を真似する必要はありません。正確に発音出来るか、すらすらと言えるか、文章を暗誦できるかが大事なのです。そしてもっと大切なことは、**「楽しく出来るか」**なのです。

「落語のネタだから、面白おかしくしゃべらなければ」と意識する必要はありません。すらすら言えるようになった時、自然に顔もほころび表情豊かに「声」が出て、リズムに乗るはずです。登場する人物や背景を想像しながら、お話しください。

※このお話は（噺）は、東京・神田に住む気のいい夫婦の間に、初めての男の子が誕生し、お七夜の日、立派な名前をつけようと、寺の和尚さんに命名を頼みに行きます。長生きをする縁起の良い名前をいくつか聞き出しますが、みんな良い名前だということになり、和尚さんが出してくれた名前のすべてを付けることになります。大変長い名前になったことから、いろいろな騒動が起きる結果になります。

ここに掲載した噺の部分は、いたずら盛りに成長した男の子に喧嘩でぶたれた近所の子供が、大泣きしながら親に言いつけに来るところから始まります。

脳の活性化
暗誦レッスン

「寿限無《じゅげむ》」

「・・・おばさぁん、おまえのとこの寿限無《じゅげむ》寿限無《じゅげむ》、五劫《ごこう》のすりきれ、海砂利水魚《かいじゃりすいぎょ》の水行末《すいぎょうまつ》、雲来末《うんらいまつ》、風来末《ふうらいまつ》食う寝るところにすむ所、やぶらこうじのぶらこうじ、パイポパイポ、パイポのシューリンガン、シューリンガンの、グーリンダイ、グーリンダイのポンポコピーのポンポコナの長久命《ちょうきゅうめい》の長助《ちょうすけ》が、あたいの頭をぶってこんな大きなこぶをこしらえたよぅ」

「あらまぁ、金ちゃん、すまなかったねぇ。うちの寿限無《じゅげむ》寿限無《じゅげむ》、五劫《ごこう》のすりきれ、海砂利水魚《かいじゃりすいぎょ》の水行末《すいぎょうまつ》、雲来末《うんらいまつ》、風来末《ふうらいまつ》食う寝るところにすむ所、やぶらこうじのぶらこうじ、パイポパイポ、パイポのシューリンガン、シューリンガンのグーリンダイ、グーリンダイのポンポコピーのポンポコナの長久命《ちょうきゅうめい》の長助《ちょうすけ》が、おまえの頭にこぶをこしらえたって、まぁ、とんでもない子じゃぁないか」

「ちょいと、おまえさんも、聞いたかぇ？　うちの寿限無《じゅげむ》寿限無《じゅげむ》、五劫《ごこう》のすりきれ、海砂利水魚《かいじゃりすいぎょ》の水行末《すいぎょうまつ》、雲来末《うんらいまつ》、風来末《ふうらいまつ》食う寝るところにすむ所、やぶらこうじのぶらこうじ、パイポパイポ、パイポのシューリンガンのグーリンダイ、グーリンダイのポンポコピーのポンポコナの長久命《ちょうきゅうめい》の長助《ちょうすけ》が、金ちゃんの頭へこぶをこしらえたんだとさぁ」

「じゃぁなにか、うちの寿限無《じゅげむ》寿限無《じゅげむ》、五劫《ごこう》のすりきれ、海砂利水魚《かいじゃりすいぎょ》の水行末《すいぎょうまつ》、雲来末《うんらいまつ》、風来末《ふうらいまつ》食う寝るところにすむ所、やぶらこうじのぶらこうじ、パイポパイポ、パイポのシューリンガン、シューリンガンのグーリンダイ、グーリンダイのポンポコピーのポンポコナの長久命《ちょうきゅうめい》の長助《ちょうすけ》が、金坊の頭へこぶをこしらえたって、金坊、どれ、みせねぇ頭を・・・、なぁんだ、こぶなんざぁねぇじゃぁないか」

「あんまり名前が長いから、もうこぶが引っ込んじまったぁ」

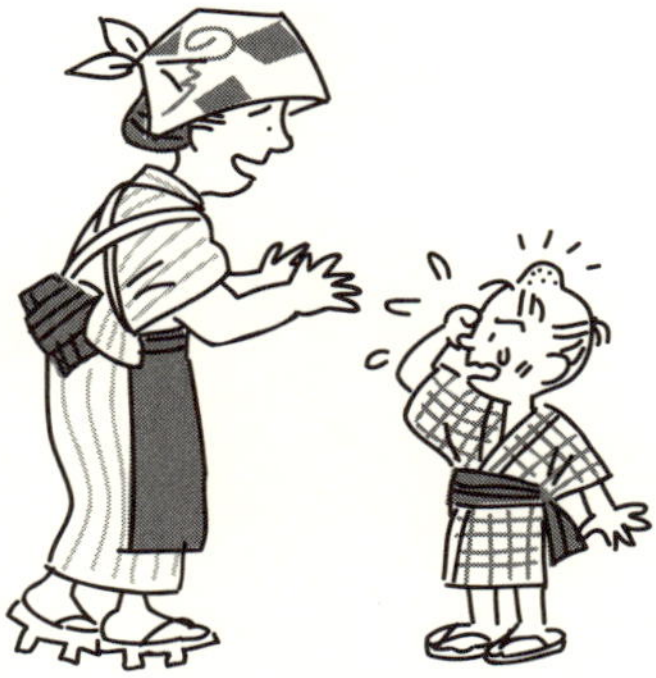

※寿限無＝歳（寿）に限りがない。死ぬことがない。

※五劫＝劫とは非常に長い時間を意味する。天人が３千年に一度下界に下りてくる際、天人の衣が岩を撫で、岩が擦り切れる時間を一劫という。五劫は何万年何億年という数え切れない年月。

※海砂利水魚＝海岸の砂利のように魚がたくさんいる。とても捕り尽くせないめでたいこと。

※水行末・雲来末・風来末＝水雲風の自然の行く末は果てることがない、めでたいこと。

※やぶらこうじのぶらこうじ＝多年生の木。生命力が強い。

※ポンポンコピー・ポンポコナ＝パイポという国（唐土＝中国）の王様シューリンガンと王妃グーリンダイとの間に生まれた双子の王女の名で、たいそう長生きしたという。

※長久命＝長生き。

この噺の中に出てくる人物像を思い描いて、お話し出来ましたか？

登場人物は、気のいい夫婦。ぶたれて大泣きし、言いつけにやってきた近所の子供の金坊。

その場に居ない、長い名前の夫婦の子供だけです。

☆では、質問です。（紙と筆記具をご用意ください）
質問には、声を出しながら、紙に答えを書いてください。

それぞれ想像出来る限りの状況を書いてみましょう。想像力の強化につながります。絵に描いてみるのも良いでしょう。

噺の前段部分によると（ここには書いてありませんが）ご主人の名前は「熊五郎」。子供は小学生。舞台は東京の神田。わかっているのは、これだけです。

また、噺の時代背景は、落語家の世代交代とともに、いろいろアレンジされていますから、はっきりといえません。ですから、これもみなさんが思う時代背景でお考えくだされば良いのです。

想像力アップ

想像力クイズ

①この気のいい夫婦は、何歳位の人でしょう？

②ご夫婦は、どのような顔立ちの人でしょう？

③どんな服装で、どんな家に住んでいるのでしょう？

④ご主人の仕事は？

⑤家の近所の環境はどのようなものでしょう？

⑥ぶたれて言いつけに来た「金坊」は何歳位？

⑦「金坊」の服装は？

⑧「金坊」は、どんな泣き顔でやってきて、こぶが引っ込んだ時はどんな表情になっているのでしょう?

⑨この場にいない「寿限無~長久命の長助」の年齢は?その時どこにいて、どんな顔をして、どんな気持ちでいるのでしょう?

⑩「あんまり名前が長いから、もうこぶが引っ込んじまったたぁ」と、「金坊」が言った後、夫婦は、「金坊」にどんな言葉をかけ、どんな表情をしているのでしょう?

この質問に「正解はひとつ」というものはありません。みなさんが思い描いたもの、すべてが正解だからです。

落語の噺の中には質問事項のような描写は、出て来ていません。ご自分が思う背景を自由に作り出すことが、想像力を強化し、脳を活性化させます。ひとつの背景だけでなく、角度を変えてせめて2つぐらい考えてみましょう。

また、ご家族や友人たちと、こうした質問事項について、ディスカッションしながら、みなさんの意見をまとめてみるのも面白いですね。人によって思い描くことが違いますから、自分が思っていたこととはまったく違う方向に発展するかも知れません。

この発見もまた脳を刺激し、新鮮な活力を得ることになります。

『笑う門《かど》に福《ふく》来《きた》る』

いつもにこにこ笑いの満ちている家庭には、幸福が訪れるものである。昔から言われている「ことわざ」です。

あなたのお家ではいかがですか？

あなたは最近「大きな声を出してお腹がよじれるほど心から笑った」ことがありますか？

笑うことは健康のもと。怒ってばかりいてはストレスも溜まり、顔つきまで変わってしまいます。

「そういえば、この頃あまり笑ってないなぁ」と思う方は、落語や漫才を聞いて笑うのも、ひとつの方法かも知れませんね。

しかし出来れば、人（他人）から与えられるお仕着せの「笑い」ではなく、あなたやあなたの家族が作り出す日常的な出来事、つまり、あなたの家族だけが知り得るネタで、笑っていただきたいのです。

十代の頃の楽しかった青春時代を思い浮かべてください。

「あの時はなぜか面白かったなぁ」という思いが頭の片隅に残っているはずです。

では、今はどうして笑う機会がなくなってきているのでしょう。

寄席や芝居、映画館などに入って、「隣のお客さんが大笑いしているのに、自分はおかしいとは思わない」なんていうご経験をお持ちではないでしょうか？

テレビのバラエティー番組やお笑い番組を見ていても同じことがあったりします。みんなが笑っているのに、なぜ自分はおかしくないのだろう？　自分は変わっているのだろうか？　こんな気持ちになったことはありませんか？

若い頃は、何を見ても何を聞いても、おかしい時はおかしいと笑いこけていたのに、最近、周囲が笑っていれば笑っているほど、ふと、急激にさめていく自分に気づくことがありませんか？

それは何故でしょうか。

笑う機会がないから？　性格がひねくれているから？　いいえ、そうではありません。

「脳の老化」が始まっているからなのです。

大脳の中には、言葉を言葉として理解する時に働く**「感覚性言語野」**と呼ばれる部分がありま す。この部分は刺激を与えれば与えるほど活性化し、さらにその活性化は脳の他の部分にも広がり、良い影響を与える性質を持っているのです。

笑うことがなくなったり、周囲の人たちと話すのが面倒になったりするのは、脳に柔軟性がなくなり、新しい刺激を脳に取り入れようとしないからだといいます。こうなると脳の成長が止まり、まだ年齢は若いのに、脳は老化を始めているということになります。

常に、新しいものに目を向け、自分とは世代の違う人間とも自由に話せる生活をしている人は、いつも新しい刺激を脳に与えているので、高齢になっても脳は若さを保ち続けることになります。私が、**「アナウンサーや司会者がボケたという話は聞いたことがない」**と言いましたのは、こうした理由からです。

ですから、テレビのお笑い番組などに対しても、見もせずに「くだらない」「つまらない」と思わずに、「この頃はこんな芸人さんがいるのか」くらいの軽さでテレビの前に座ってほしいのです。周りの人が、ワイワイ、キャーキャー笑っていたなら、「何がそんなに面白いのだろう、一緒に参加して自分も大笑いしてやろう」と意識して笑っている人たちに近づいてほしいのです。何に対しても、好奇心を持ち続けることが、脳を若返らせる最も有効な方法なのです。

こうした日常的な意識が、脳のストレスを減らし、脳が活性化するのだと自覚してください。笑いのある人生は楽しいものです。

「楽しい心」は体の免疫力を高め、全身を生き生きとさせます。あなたが笑顔でいれば、周りの人も笑顔になります。笑顔は伝染するのです。まずは意図的に自ら笑う環境を作り出すことです。そして恥ずかしがらず自分から声を出して笑う。若々しい人生にはこれがとても重要なのです。

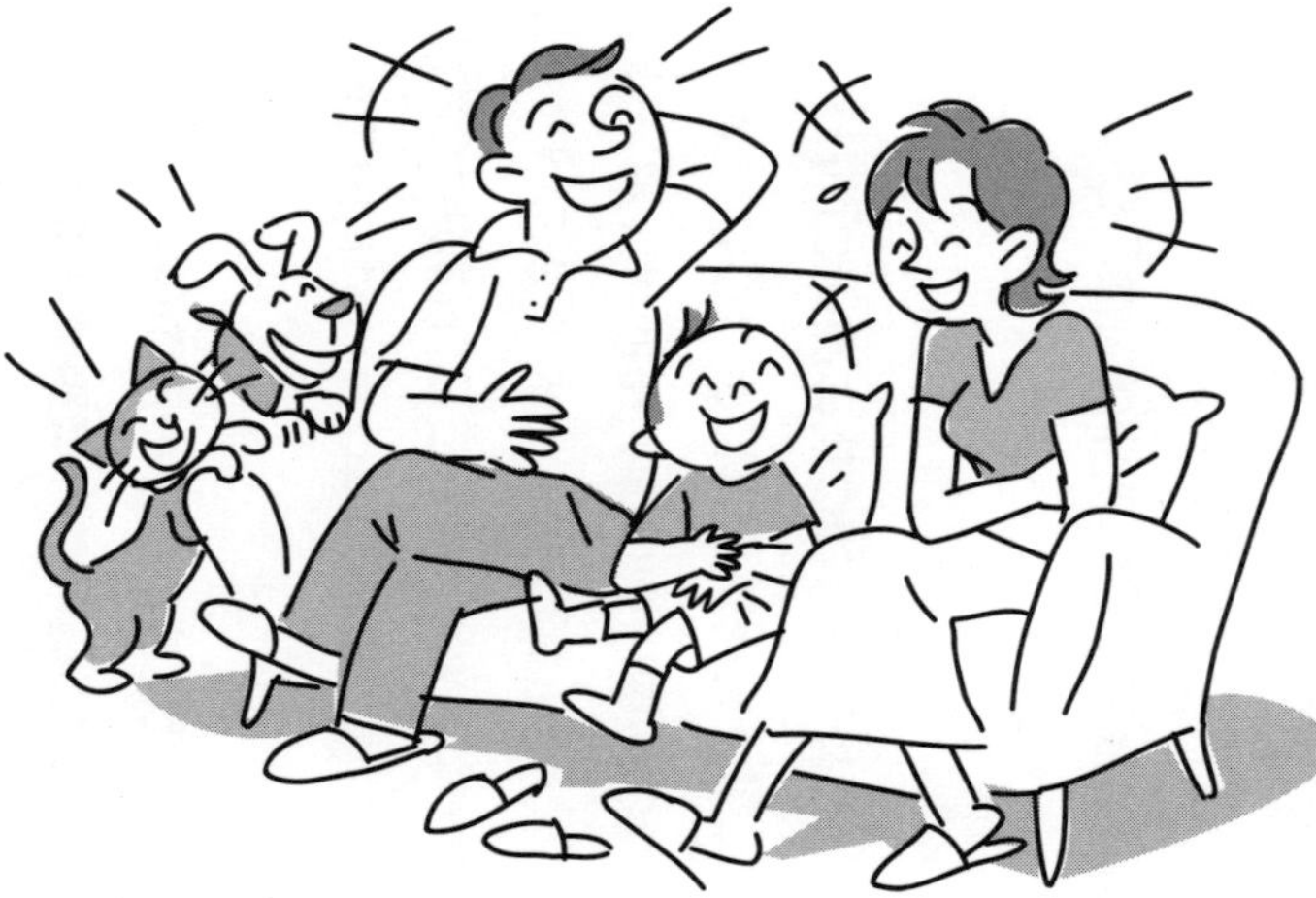

第2章

実況中継やゲームで楽しみながら出来る！

記憶力を回復させる裏ワザ

✢記憶には短期と長期の二つがある✢

一口に記憶といっても、おおまかに言えば長期記憶と短期記憶の二つの種類があります。ひとつは、20年、30年前の昔のことを覚えているもの。つまり年月を経て、生涯にわたって覚えているもの。昔の風景や子供の頃を記憶しているのは長期記憶になります。この記憶は、年を重ねても、比較的覚えているものです。80歳を超えた方が、自分の生まれ育った故郷を鮮明に記憶していることがありますが、これは決して珍しいことではありません。

このような「長期記憶」は、脳の中にある**「海馬」**という部分で記憶されたものが、やがて「側頭葉」に移しかえられて「長期記憶」となり、これを思い出す時は「前頭葉」が働き、必要な時にその記憶を引き出してくれるのだと考えられています。

もうひとつの「短期記憶」は、最近目にしたもの、経験したものを思い出す記憶です。これも「海馬」で記憶されます。

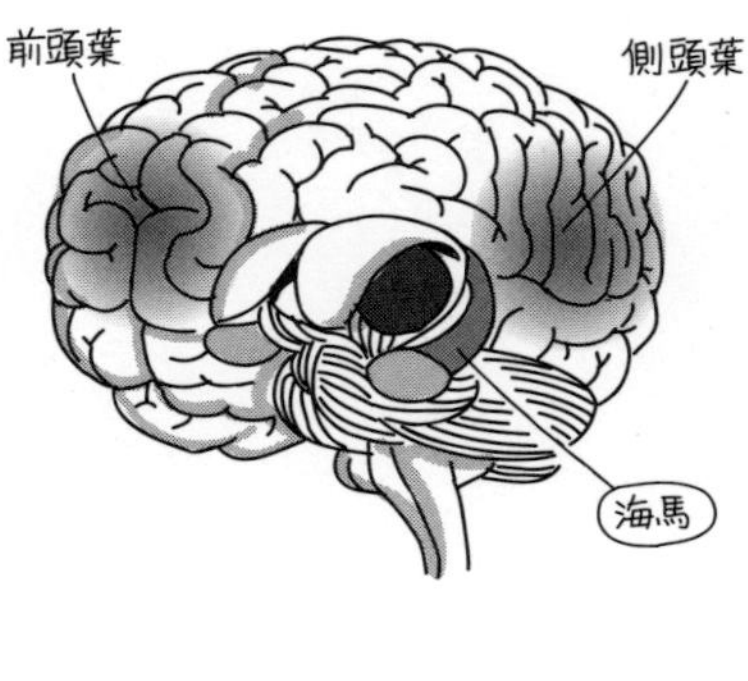

実はこの「短期記憶」に悩んでいる方が圧倒的に多いのです。つい先日も新幹線の中で、自分の席がわからなくなり、ウロウロ探している方を見かけました。この方はトイレに立ち、戻って来たのはいいけれど、席を見失ってしまったのです。映画館や劇場、コンサート会場でもこのようなことがあります。またディズニーランドのような広い駐車場で、自分の車の駐車した場所がわからなくなってしまったなんていうこともあります。

みなさんもこうした経験がありませんか？　明らかに、記憶力の低下が始まっているのです。記憶したものを引き出すには（思い出す）始めからしっかりと覚えておくことが決め手です。覚えたはずのものが、なかなか思い出せないのは、**「記憶しておこう」**という強い意志が働かずに、その場だけの記憶に留まってしまうからです。

長期にわたって記憶が残っている場合は、繰り返し何度も「脳の海馬」に刺激が与えられ、その情報が大脳皮質に移し変えられることにより、数年間、あるいは終生記憶していることになるというものです。

アナウンサーや司会者、俳優が、台本を暗記するのは、「短期記憶」で、その仕事が終わればやがて覚えたものは忘れてしまいます。過去の台本を全部覚えていたら、脳は疲れ能率が著しく低下し、混乱が起きてしまいます。日常的に次の仕事のための暗記を余儀なくされている彼らは、こうして過去の暗記を忘れ、新しい情報を脳に送り込んでいるのです。ですから、覚えたものを忘れても、常に新しいものが脳を刺激していますから、若々しいのです。

中学生や高校生が試験前に「丸暗記」するのも短期記憶のひとつなのでしょうが、こうした暗記は、試験対策には良いでしょうが、その場限りの記憶になり、本来の脳の働きとは異なってきます。

記憶力低下を防ぐ方法は、いくつかあります。すべて基本は、**「言葉」のもつ意味を理解し覚えること**です。意味を理解することで、全部を覚えていなくても、理解したほんの少しの内容がきっかけとなり、全部を思い出すことにつながるからです。

✢お散歩実況中継が、記憶力をよみがえさせる✢

私が毎日実行しているものの一つに**「実況中継」**があります。

えっ、実況中継って？

そう、あの野球放送などでおなじみの「実況中継」です。これは、今でもアナウンサーたちの訓練で行われていることなのですが、自分自身が動きながら（移動しながら）目に飛び込んできたもの、全てを言葉に出してしゃべるのです。

移動中の車の中で、あるいは電車の中で、目に入ってくる情景をこと細かく実況します。もちろんマイクもなく、誰も聴いてくれない孤独な練習です。アナウンサーのタマゴたちは、これを日常的に自主トレーニングし、様々なスポーツルールを覚えたあと、やがて野球、サッカー、バレーボール、競馬、相撲、水泳などの実況アナウンサーとして巣立って行くのです。

ベテランのアナウンサーが、かゆいところに手が届くような状況描写をして聴くものを感動させるのは、こうした地道な努力があればこそなのです。私も、自分が運転する車の中で、通勤に使う電車の中で、あるいは散歩の途中で、この誰も聴いてくれない「実況中継」をしながら移動しています。

☆例えばこんな風です。

例

「ただいま電車は恵比寿駅を出発しました。車内はやや混雑していますが、朝夕のラッシュアワーのような混雑ぶりではありません。電車はスピードをあげ、目黒駅へと向かっています。進行方向右手には、アパートやマンションが立ち並び、人々がゆるやかな坂道を足早に歩いているのが見えます……」

もちろん電車の中ですから、小声で、少し小さくなりながらですが。

この実況中継をみなさんに、ぜひ実行していただきたいのです。

目に飛び込んできたものを言葉にする、あるいは今、目に見えてこないものでも、これから目に入ってくるであろうことを予測しながら言葉に出すことは、脳に刺激を与え脳の活性化につながります。

では、あなたの「実況中継」は、ご近所の半径1キロメートル範囲から、歩いてスタートしましょう。

出来れば大きな声を出してしゃべってほしいのですが、さすがにそうもいきませんね。恥ずかしい方は、マスクをして散歩にお出かけください。口を動かしているのが、さほど目立たなくなりますから、少しは気が楽かも知れませんね。

ビデオカメラをお持ちの方は、ビデオで撮影しながら「実況」しましょう。そうです。カメラマンとアナウンサーの二役を行うのです。現実に放送局の報道記者たちもこれを実施し放送しています。

撮り終えた後は、ビデオを再生して自分がどれほど「実況」出来たかを確かめましょう。

想像力・認識力&表現力アップ

お散歩実況中継

ポイント 1

実況は、家の前から開始です。そこで目に映る様々なものを口に出してみましょう。

まず何が目に入り込んできましたか？

花々、樹木、家並み、ご近所の子供（人）、自転車、自動車、野鳥、道路、看板、電信柱、ゴミ捨て場、自動販売機、お店、とりあげればきりがないほどあるはずです。「実況」で声を出しながら「しゃべる」ことを始めると、ふだん何気なく通り過ぎていたもの、全てに注意が行き届き、今まで気がつかなかったものまで、見えてきます。

ポイント
2
目に映らないものを感じ取りましょう。

実況中継は、目に見える形だけをしゃべるだけではありません。風、空気、香り、匂いなど、あなたが肌で感じるもの全てが、実況の対象です。五感というアンテナを張り巡らし、感じたものを言葉にしましょう。

ポイント
3
お散歩地域が、あなたの生まれ育った場所であるなら、幼い頃の記憶を思い出し、その当時と違ってきた町並みを語りましょう。

昔はあったお地蔵様、畑が続いていた広大な土地、丘の上にあった大きな樹木、あっという間に変わってしまった様々な様子。そうした記憶を実況の中に取り入れてください。もしあなたが、その町に最近引っ越して来られたのなら、以前住んでいた町と違う点を語り、前の町での思い出話を実況に取り入れましょう。

こうした「お散歩実況」で脳機能を高めるには、**「客観性」**が大切です。自分の身の回りのことでも、客観的に物事を判断し、客観的に見る。そして、それを言葉で伝える動作が、あなたの「脳」を若返らせるのです。

何事も意識して行動を起こすことが大事です。話そうという意識、見ようとする意識、目に見えないものを感じようとする意識。意識するということは、自分が、自分自身に気がついているということです。この意識することが、脳に刺激を与えることにつながるのです。

お散歩実況の三つのテクニックを参考にして、素晴らしい実況を、毎日実行することを心がけてください。

ではここで、どういう実況が好ましいのか、お手本を書いておきます。あくまでも一例ですから、その通りにやる必要はありません。でも始めは、やり方を真似することから学んでいったほうが、実行しやすいかもしれませんね。

ビデオをお持ちの方は、自分がしゃべる内容と一緒に、その対象物を撮影してください。風、空気、花の香りなど目に見えないものを撮影するときは、それを感じさせるもの、イメージを映しましょう。例えば、風は、風にそよぐ花々や樹木の葉、空気は、青空や白い雲、花の香りは花びらであったり、蜜に群がる蝶などです。

例

お散歩実況中継の例（お手本）

「ただ今、私、我が家を出発しました。時間は〇時〇分。我が家の隣の家の庭にチューリップが咲き誇っています。赤、黄色、あっ、白もあります。紫色もあります。その美しいチューリップが、そよ風に揺れ、うれしそうに首を振っています。風は私の頬にもそよぎ、こんにちはと挨拶してくれています。

もう初夏の香りがします。我が家から駅に続くこの道は、以前は土の匂いがする細い道でしたが、今は広くなり、コンクリートで舗装されています。もう何年前からこうなったのでしょう。私の記憶では30年も前のような気がします。昔、私はこの道端に咲く、タンポポを学校の帰りに道草をしながら摘んだことを思い出します。

「あっ、おはようございます」今、この先に住む家のおじいさんにお会いしました。80歳を超えてらっしゃるのに、相変わらずお元気そうです。頑固そうな顔も変わりません。でもこのあたりの風景は、どんどん変わっています。いつの間にか新しいマンションが建ち並び、新しい住人も増えました。

今、ゴミの集積所の前を通過中です。すごいゴミの山、カラスがゴミを突っついています。もう少しルールを守って、きちんとゴミを出してほしいと思います。

やがて○○神社の前です。この神社は昔と変わらぬたたずまいです。ちょっと境内にお邪魔します。子供の頃からあったこの杉の巨木は今でも健在です。三百年の歴史があるそうです……」

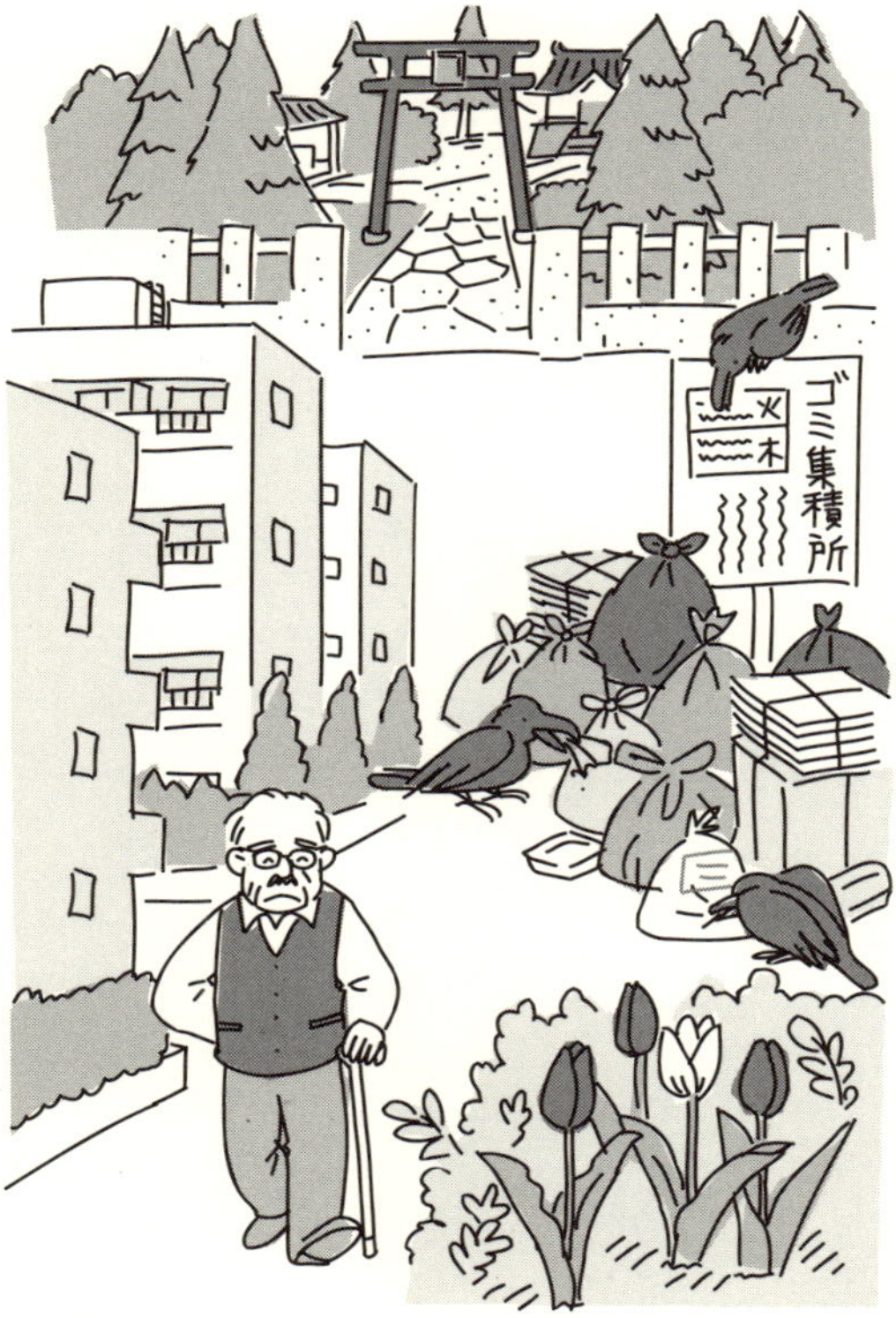

いかがですか？　参考になりましたか？

このように、見たこと、思ったこと、思い出話を口に出し「実況」してください。あなただけの実況なのですから、何を言っても良いのです。心の中にある秘めたものを吐き出していただいても良いのです。そう、「あなたの世界」を作り出してください。

これはやってみてわかることですが、今まで見えていなかったことや、気がついていなかったことが見えて来ますし、とても楽しいことに気がつきます。一度経験するとやみつきになるものです。ビデオを再生した時、「こんなことまで言ったのか」と、思わずニヤリとすることうけあいです。旅行にお出かけの際も、ぜひ実行してみてください。きっと新しい旅行体験が出来ることでしょう。

■例題■ 休日の我が家の実況中継

・まだ朝寝坊している家族の顔
・テレビを見ている子供たち
・デートで外出する娘がいそいで身支度している姿
・散歩につれていけと尻尾を振る犬と毛づくろいする猫
……などなど、休日の家族の様子をイラストを見ながら実況中継してみましょう。

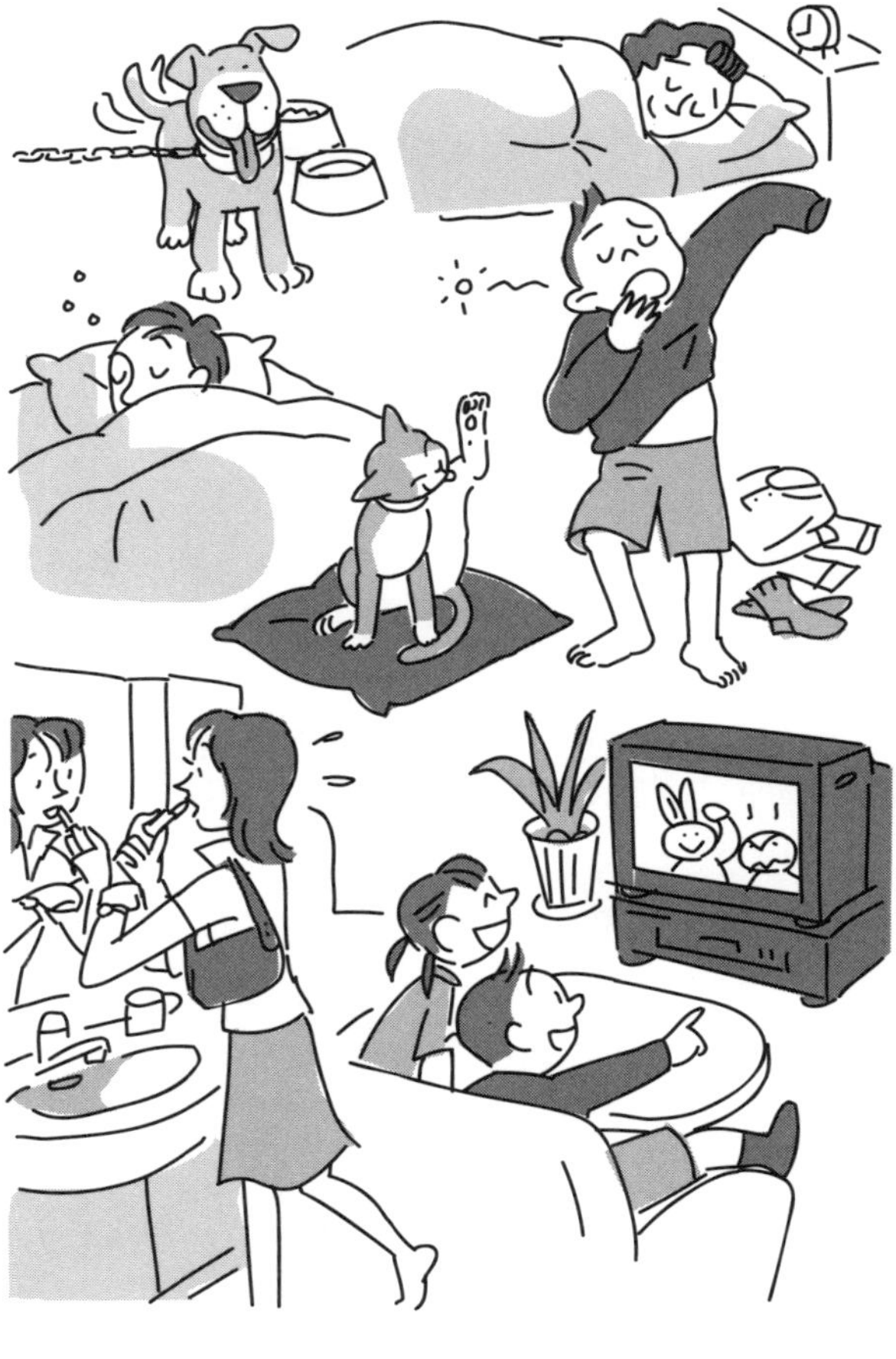

〈動かないもの実況中継〉

「おいしそうなりんごがテーブルの上に一つあります。このりんごについて３分間実況中継してください」

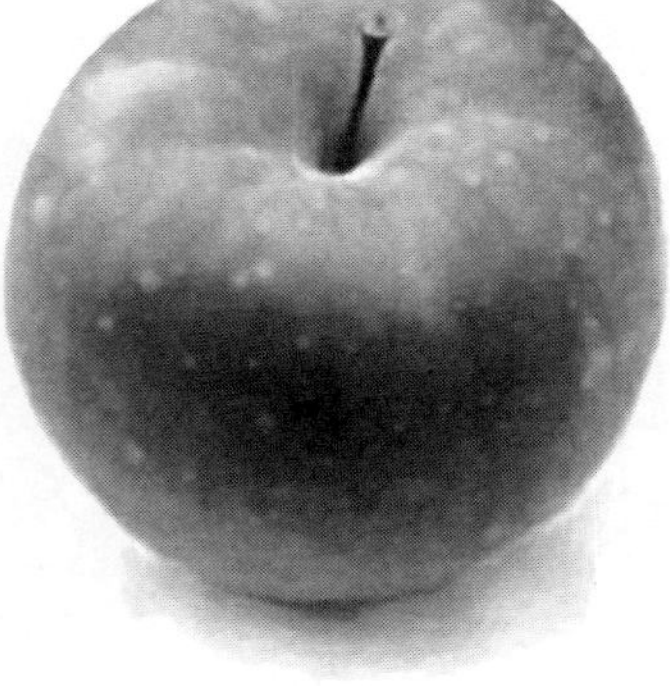

これは実際にある放送局のアナウンサー試験で出題されたものですが、全く動いていない物体を想像力豊かに実況するものです。

少し難しいですが、例)を真似てトライしてみましょう。

この実況は、想像力強化と表現力強化につながり、頭の回転をより優れたものにする訓練なのです。

例「今、色艶鮮やかな真っ赤なりんごがテーブルの上に運ばれ、まるで人間に自慢するかのような表情でじっと鎮座しております。このりんごは一体どこからやってきたのでありましょうか、青森なのでありましょうか、長野からなのでありましょうか、いやいや、もしかしたら埼玉からなのかもしれません。いずれにしましても、その見事な身体つきには、人を寄せ付けない迫力があります。気品高く美しく、全身に傷ひとつ負っていないこのりんごには人を選ぶ権利があるかのような高貴な雰囲気が漂っています。恐らくは、りんごの中のりんご、偉大なりんごの貴族なのでありましょう……」

『歩いて記憶力を強化する』

高齢になると足腰が弱ってくることは、みなさんご承知の通りです。若い時には、平気で出来た駆け足が出来なくなったり、ジャンプが出来なくなってくる。人は足から老いてくるといわれます。しかし残念なことに、高齢者とはいえない30代、40代の若い方の中にも、ちょっと走っただけで、胸の動悸が高まりハァハァ言ってしまう方がいます。これは、自ら招いた「日頃の運動不足」が原因のひとつであるといえます。車の保有台数と糖尿病の発症頻度には相関関係があることは、よく知られていることですが、ふだんの生活の中で足を使って歩くことが少なくなってきたせいなのでしょう。

足は第二の心臓といわれ、足への刺激が少なくなると、脳を始め全身の血液循環が悪くなってしまい、血液を心臓に戻す力が鈍くなってくるといいます。足の筋肉が発達していれば、血行がよくなり、脳にも良い影響を与えることになります。また、足の裏は、脳の神経と密接な関係があることもよく知られています。

ふだん私は、出来る限り歩くようにしています。駅の階段、ビルの階段、休日の散歩。それも早足で歩くように心がけています。歩くことは、体のいろいろな筋肉を使うことになり、その刺激が脳へ伝わり、脳全体の活性化につながるというわけです。

また私は、少しでも時間があると昼夜問わず何処でも、どんな場所でも、足の裏をまんべんなく叩くことにしています。叩く道具は、肩たたきであったり、ビール瓶であったり、周辺に何もなければ自分のこぶしで、トントントントン、「血行良くなれ、頭良くなれ」と、足の裏に語りかけながら50回以上叩いております。

声を出して語りかけるのも脳への思いやりです。足の裏は脳神経と直結しているわけですから、こうしていつも、私の大事な脳に刺激を与えてやっているのです。

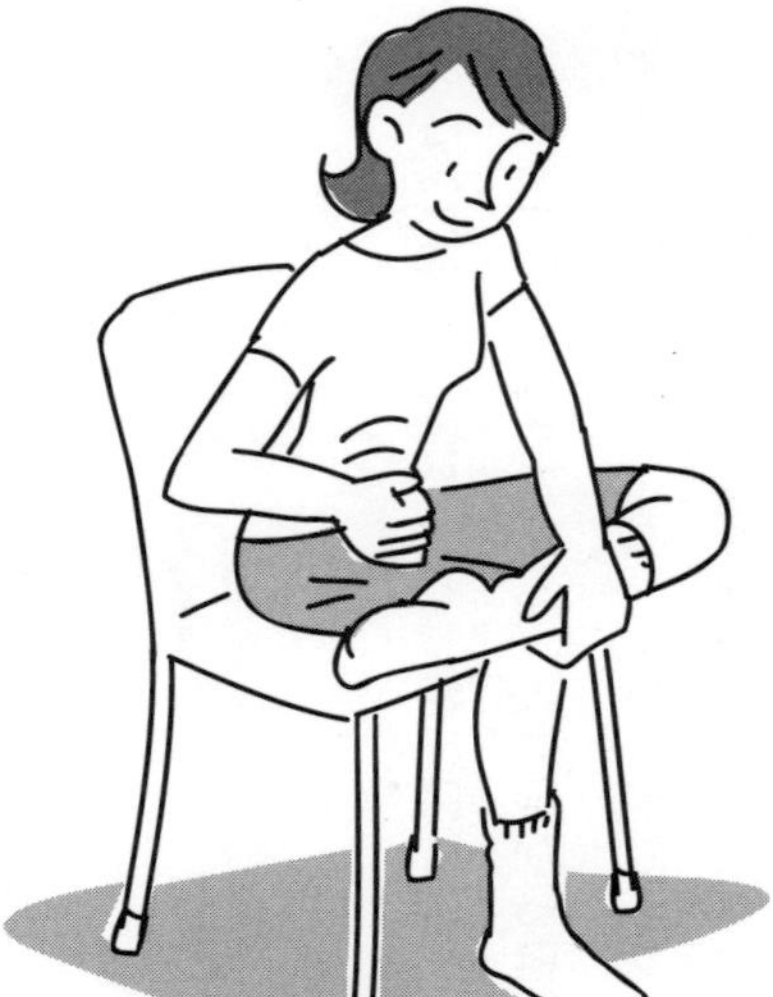

✢記憶力回復クイズ『二十の扉』✢

昔、NHKのラジオ番組で『二十の扉』という番組がありました。

戦後間もない頃の番組でテレビがなかった時代のことですが、司会者と解答者数人がいて、「隠し問題を20の質問で当てる」というものです。確かアメリカのラジオ番組で放送されたものを、日本流にアレンジしたものだったと思います。解答者にとっては、記憶力と想像力が必要な番組で、当時大変な人気番組でした。その後、この番組を基盤にスタイルの違う、いくつかのテレビクイズ番組が誕生しました。日本のテレビ番組はアメリカの番組をアレンジしたものが多く、私が長年、屋根裏のアナウンサーとして出演してきた『クイズ100人に聞きました』もアメリカで放送中のものを日本流にアレンジしたものです。

私は、この『二十の扉』を、私の開くセミナーで**「記憶力回復、想像力強化」**の「道具」として使っております。これを皆さんとともにやっていきましょう。

用意するものは何もありません。お二人いれば成り立つ「ゲーム」です。お金もかからず、いつでもどこでも出来るお手軽で楽しいゲームです。

記憶力・想像力アップ

記憶力回復クイズ　二十の扉

①方法は、二人が交代で、「問題」を出します。

②それを20の質問で、答えが何であるかを当てるだけです。

最初は、答えの範囲をあまり広げずに、家の中にあるものからスタートしたほうが良いでしょう。

例えば、答えを**「湯のみ茶碗」**とします。

問題を出した方が、答えを途中で変えてしまってはいけませんから、出来れば、答えは紙に書いておくと良いでしょう。

この**「湯のみ茶碗」**という答えを20の質問で引き出せば良いのです。

一度言った質問を忘れ、二度三度言ったら質問の数にカウントされますから、同じ質問をしないように記憶しておいてください。指をおって質問の数を数えておきましょう。質問された方は、原則的に「はい」か「いいえ」でお答えください。多少ヒントを出してもかまいません。

例

質問とヒントのテクニック（例）

※平成16年4月24日実施のセミナーでの質問とヒントです。

Aさん48歳（解答者）Bさん52歳（出題者）の女性お二人のやりとりです。

（私）では、始めてください。Aさん質問をどうぞ。

A：何だかドキドキしますね。それは、家の中にあるものですか？

B：（はい）　1回

A：それは、大きなものですか？

B：（いいえ）　2回

A：手のひらにのりますか？

B：（はい）　3回

A：それは、なくては困りますか？

B：（なくても困りませんが、あったほうが便利です）　4回

A：どこの家でもありますか？

B：（はい、あると思います）　5回

A：それは紙で出来ているものですか？

B：（紙で出来ているものもあります）　6回

A：それは、金属ですか？

B：（いいえ）　7回

A：それは、飾るものですか？

B：（いいえ）　8回

A：では、使うものですか？

B：（はい）　9回

A：お掃除で使うものですか？

B：（いいえ）　10回

A：それは、お料理で使うものですか？

B：（いいえ）　11回

A：それは、私も使っていますか？

B：（多分使っていると思います）　12回

A：毎日使っていますか？

B：（多分使っていると思います）　13回

A：なくては困るものですか？

B：（さっきと同じ質問をしましたよ）　14回

A：それは硬いものですか？　やわらかいものですか？

B：（二つ質問しましたから、ほんとはカウントしますが、
おまけします。どっちですか？）

A：じゃ硬いもの？

B：（はい）　15回

A：ますますわからない……じゃ、それはティッシュ？

B：（いいえ、ティッシュが硬いですか？）　16回

A：そうだよね。わぁ～わからない。ヒントヒント。

B：（ではおまけ、何か飲むときに使います）　17回

A：わかった。コップ！

B：（おしい。コップじゃありません） 18回

A：コーヒーカップ？

B：（うーん、カップもコップも同じじゃないかな？） 19回

A：わかりました。もう自信あります。お茶碗だぁ。

B：（うーん、正しくは「湯のみ茶碗」なんだけど、おまけにして、正解です） 20回

実際に行われたやりとりを再現しました。

このように、お二人は楽しそうにおやりになったわけですが、こうしたやりとりのポイントは、答えが何であるのかを、質問しながら考えていくのですから、自分の質問をよく覚えていることであり、相手が言う、はい、いいえを記憶しておくことです。Aさんのように、前に言った質問を忘れて同じ質問を言わないようにすることです。

質問をしながら、答えを絞り込んでいかなければなりませんから、ひとつの思い込みだけで、質問してはいけません。

Aさんは、**「手のひらにのるもの」**、**「紙で出来ているものもある」**という二つで、**「ティッシュ」**という思い込みがあったそうです。よく聞いていれば、**「紙で出来ているものもあります」**の時点で、**「ティッシュ」**という思い込みを捨てるべきだったのです。

年を重ねて来ますと、どうしても頑固になり（頭が固くなる）ひとつのことを思うと、「それでなければいけない」という思い込みが頻繁に出てくるといいます。

このゲームは、記憶力を養うと同時に想像力を促し、なおかつ、**「思い込みを排除する練習」**なのです。ご家族みんなが参加してやるのも良いかと思います。

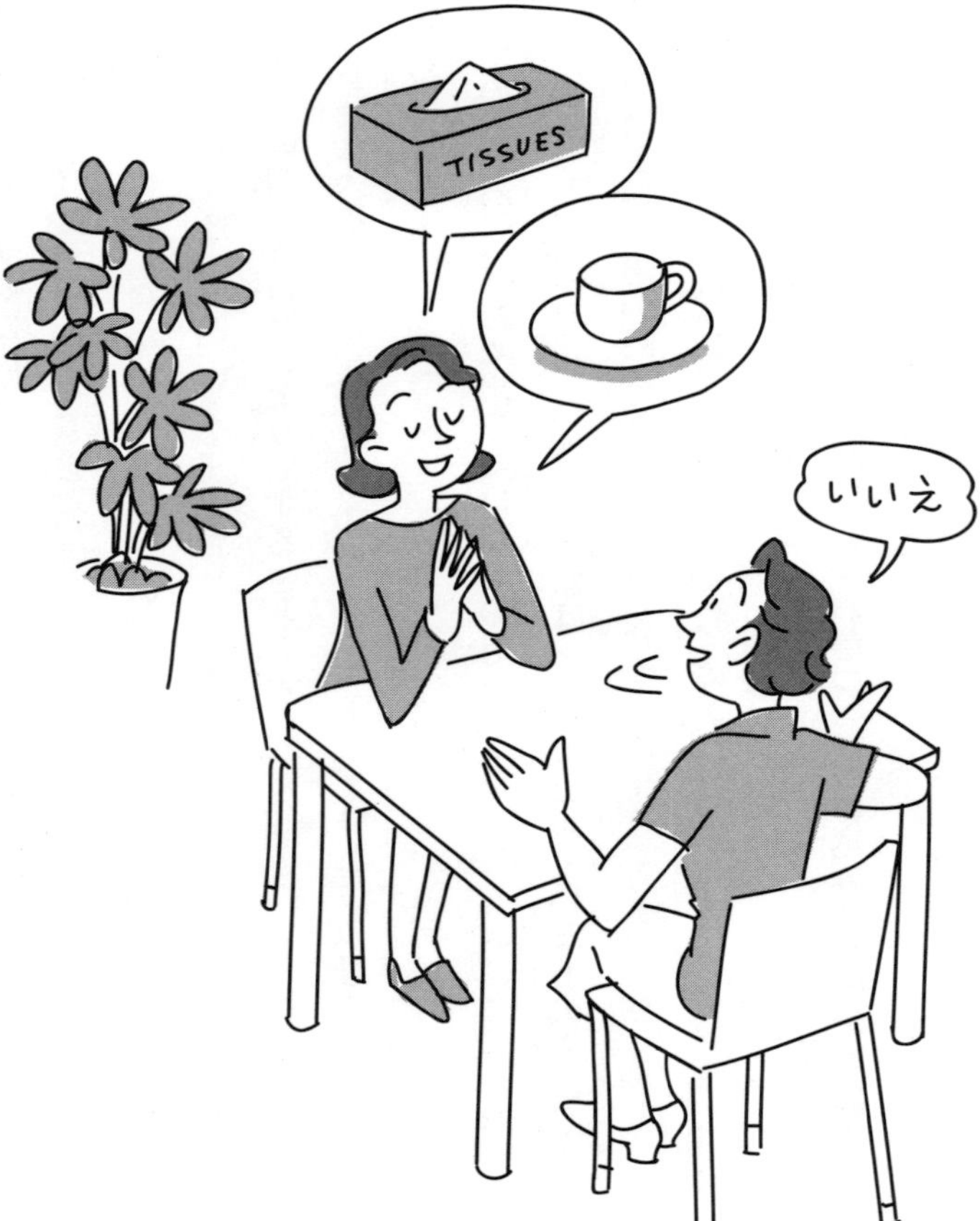
TISSUES
いいえ

✢短期記憶をさらに向上させよう I✢

記憶には大きく分けて**「長期記憶」「短期記憶」**があることは先に述べました。昔のことはよく覚えているのに、最近のことが思い出せない……。

短期記憶の低下を防ぐ練習をいたしましょう。(紙と筆記具をご用意ください)

「単語記憶クイズ」にトライしてみましょう。

関連のない言葉を記憶する場合は、頭の中で、出て来た単語の一つ二つでも、関連づけできるイメージを作り覚えましょう。例えば自分の家にありそうなもの、自分が持っているものがあったなら、まずはその「単語」から記憶してしまうのです。

毎日何度も繰り返し、確実にすべてを記憶出来るまでやり遂げましょう。毎回時間を計り、何分間でいくつ記憶したかを記録し、昨日より今日、今日より明日というように、記憶した単語を増やし、速く記憶を取り出せるよう練習してください。

短期記憶力アップ

単語記憶クイズ①

次に掲げる「単語」を10秒間、読んで記憶してください。

その後、本を閉じて、記憶した単語を声に出しながら紙に書いてください。思い出す時は時間をかけてもかまいません。また順番は気にせずに、記憶したものを紙に書いてください。

はじめは、記憶しやすい単語7個です。果物の種類です。

みかん・りんご・バナナ・もも・なし・ぶどう・かき

Let's Try!

短期記憶力アップ 単語記憶クイズ②

乗り物の種類10単語です。30秒間で記憶して、記憶したものを声に出しながら紙に書いてください。

バス・電車・新幹線・自動車・飛行機・リニアモーターカー・モーターボート・オートバイ・自転車・ヨット

短期記憶力アップ

単語記憶クイズ③

家庭にあるものです。30単語あります。2分間で記憶して、声を出して、記憶したものを紙に書いてください。

テレビ・電灯・冷蔵庫・テーブル・食器・リモコンスイッチ・洗濯機・洗面器・花瓶・時計・本・電話・スリッパ・カーテン・布団・歯ブラシ・鏡・箸・パジャマ・写真・家の鍵・タオル・エアコン・カメラ・掃除機・石鹸・毛布・ボールペン・印鑑・カレンダー

短期記憶力アップ

単語記憶クイズ④

次はそれぞれ関連のないもの50単語を並べました。3分間で出来るだけ記憶し、声を出しながら紙に書いてください。

めがね・ガム・男性・小鳥・富士山・学校・花・携帯電話・綿棒・猫・車・プール・にわとり・みやげ・魚・洋服・ピアス・亀・警察・旅行・落語・野菜・ビニール袋・消費税・階段・ケーキ・水道・結婚式・ハンカチ・消しゴム・夕焼け・ゴルフ・鉛筆・ビール・靴・新聞・郵便局・診察券・ぬいぐるみ・ピアノ・コーヒーカップ・ほくろ・電話帳・空気・化粧品・子供・ネクタイ・パソコン・美容院・日記

Let's Try!

✢短期記憶をさらに向上させよう Ⅱ✢

次の質問にお答えください。必ず声に出して、紙に書いてください。

短期記憶力アップ

日常生活記憶力クイズ

①昨日食べた、朝、昼、晩の食事内容をすべて挙げてください。

②あなたの知人の電話番号を3つ以上挙げ、合っているかを確認してください。

③昨日あなたが行動した出来事を順番に挙げてください。

④昨日報道されたニュースを（新聞・テレビ）3つ以上挙げてください。

⑤あなたの家族全員の名前と生年月日を挙げてください。

⑥3日前の天気を思い出してください。

⑦今年の正月三が日、あなたは何をしていたかを具体的に挙げてください。

⑧あなたが知っている歌謡曲を（題名）３つ以上挙げてください。

⑨テレビによく出てくるタレントの名前を３人以上挙げてください。

⑩現在の日本の総理大臣、財務大臣、外務大臣、厚生労働大臣の名前をフルネームで挙げてください。

記憶力回復

漢字書取・アイウエオ

次の言葉を「漢字」で書いてください。
思い出せない時は辞典を開いて書いてもかまいません。

①アのつく「言葉」を漢字で6つ書いてください。(例・愛情)
②イのつく「言葉」を漢字で7つ書いてください。
③ウのつく「言葉」を漢字で8つ書いてください。
④エのつく「言葉」を漢字で9つ書いてください。
⑤オのつく「言葉」を漢字で10書いてください。

記憶力回復

ことわざ・アイウエオ

次は「ことわざ」アイウエオ、カキクケコです。
□の中に漢字を入れてください。

ア　ああ□えばこう□う・
頭□して□隠さず・□の前の静けさ

イ　□□を叩いて渡る・急がば□れ・一□二□

ウ　□心あれば□心・
牛に引かれて□□□まいり

エ□□の敵《かたき》を□□で討つ・縁《えん》は□なもの・蝦《えび》で□を釣る

オ□いては□に従え・奥□に衣□せる・男は度胸、女は□□

カ□い犬に手を□まれる・□の子は蛙・□の切れ目が□の切れ目

キ聞くは□□の恥聞かぬは□□の恥・

□□は他人の始まり・器用□□

ク□い物に蓋・腐っても□・

君子□きに近寄らず

ケ芸術は長く□□は短し・

芸は□を助《たす》く・怪我の□□

コ□□先に立たず・弘法《こうぼう》にも□の誤り・

□ばぬ先の杖

日本の「ことわざ」は多種多様で、その数は六千とも七千とも言われます。江戸時代に庶民の間で口から口へと伝承されたものです。これからもこうした「ことわざ」を題材にして、その意味を理解しながら、記憶力回復に役立ててほしいと思います。

——答——

※ア
ああ言えばこう言う（相手の言葉に素直にならず、屁理屈《へりくつ》を言うこと）
頭隠して尻隠さず（一部分を隠しても全体を隠すことが出来ないこと）
嵐の前の静けさ（何か大事件の起こりそうな予感を持った静けさ）

※イ
石橋を叩いて渡る（用心の上にも用心すること。慎重で手堅いことの形容詞）
急がば廻れ（急ぐときは危険な近道より遠回りでも安全な道を選べということ）
一石二鳥（一つの石を投げて同時に二羽の鳥をとらえること。一度で思わぬ利を得る）

※ウ

魚心あれば水心（相手の出方しだいで、こちらにも応ずる用意がある）

牛に引かれて善光寺まいり（他の原因や他人に誘われて偶然にあるところに達すること。昔、信州の善光寺近くに住む老婆が、干していた布を隣家の牛が角にひっかけ走るのを追いかけたところ、知らぬ間に善光寺に駆け込み、それがきっかけで深い信仰の道に入ったという）

※エ

江戸の敵を長崎で討つ（思いもよらない所や筋違いのことで仕返しすること）

縁は異なもの（男女の世界はどこで結ばれるか不思議なもの。縁は神様の思し召し）

蝦で鯛を釣る（少しの元手で大きな利益を得ることのたとえ）

※オ

老いては子に従え（年をとったら、出しゃばらず子供にまかせて行くのが良い）

奥歯に衣着せる（事実をありのままに言わず、思わせぶりに言う。歯に衣着せずの反対）

男は度胸、女は愛嬌（男は意地と度胸を貴ぶように女は優しさと愛嬌が身上である）

※カ

飼い犬に手を噛まれる（日頃から可愛がって面倒を見ていた者や部下に裏切られる）

蛙の子は蛙（親と同じ道をたどる。凡人の子は凡人）

金の切れ目が縁の切れ目（男女の関係で、金がなくなったときに縁が切れること。男女だけでなく、金がなくなれば冷たくなる世事に通用する）

※キ

聞くは一時の恥聞かぬは一生の恥（知らないことを聞くのはその場だけの恥で済むが、聞かないでいれば一生知らないでいることになり恥ずかしい思いになる）

兄弟は他人の始まり（近い肉親である兄弟も、それぞれ妻や子を持つと兄弟の情愛は薄れていくものである）

器用貧乏（器用な人は何でも出来るので人に重宝がられるが、一つのことに徹しないので大成せず、いつも貧乏している）

※ク

臭い物に蓋（みにくいことや不正を世間に知られないよう一時しのぎの押さえをする）

腐っても鯛（もともと良いものは条件が悪くなっても値打ちがある）

君子危きに近寄らず（教養ある徳を積んだ人は、常に身を慎んでいるので、はじめから危ないとわかっているところへは近寄らない）

※ケ

芸術は長く人生は短し（優れた芸術作品は長く後世に残るが、作者の生命は短いものである。だから怠らずに努めて良い芸術を残せ。古代ギリシャの医者ヒポクラテスが医者を志す学生に言った言葉。医術の修得は長くかかる。時間を惜しんで勉強せよ、といった励ましの言葉）

芸は身を助く（なにか身につけた芸があれば、それで身を立てることも出来るし、万一の場合、暮らしの助けにもなる）

怪我の功名（やりそこなったことが、かえって手柄になること）

※コ

後悔先に立たず（事が終ってしまってから、あれこれ悔やんでも、もう取り返しがつかないこと）

弘法にも筆の誤り（弘法大師のような高名な名筆でも、書き損じをすることがある。名人達人でも時には失敗することがある）

転ばぬ先の杖（失敗しないように、前もって用意して注意を怠らぬこと）

『思い切り泣いてストレス解消』

笑いと同じで、実は「泣くこと」もストレスの解消につながり、気分がすっきりします。

世の中には面白いことに、わざわざ「泣くことが目的の会」もあるようで、ＮＨＫのテレビ番組の中で、このユニークなサークルが紹介されていました。仲間数人が一ヶ所に集まり、「泣き用の映画」を準備して、上映しながら思い切り泣くのです。

よく、「年をとると涙もろくなる」と言われます。私は今まで、年をとると涙腺がゆるみ涙がこぼれ落ちるのだと思っていました。しかしどうやらこれは間違いで、涙腺がゆるむのではなく、年をとると涙腺の下にある、涙をためる器官がゆるんでくるから、涙が落ちてくるのだそうです。

ふつう、泣いてしまうのは、〝何らかの感情〟が原因で涙が出てくるものです。この何らかの感情が若さを作り出すのです。

先ほど述べた「泣く会」のメンバーの一人は、泣き用の映画を見て感動し、「思いきり泣くことで、気分がさっぱりして、ストレスがなくなるのだ」と語っていました。「今日は泣くぞ」と決めて泣く。泣ける映画を用意して、周囲に遠慮せずに泣く。その番組にゲストで出演していた糸井重里さんも、「今日は泣くぞ派」の一人だそうで、泣けるビデオを見ながら家で泣いているそうです。

ある研究者によれば、このように感情的に泣く涙は、体にとって、とても良いことなのだそうです。泣くことで、免疫力が高まり不安感が解消されるのであれば、子供も大人も恥ずかしがらずに大いに泣くに、こしたことはありません。

自分の感情に素直になり、涙をいっぱい流せば良いのです。

「自分の感情に素直になる」なんて素晴らしい言葉でしょう。最近、あなたは「素直になる気持ち」を忘れていませんか？ 記憶を呼び起こし、涙を流すことは脳の活性化にもストレス解消にも効果的な方法なのです。

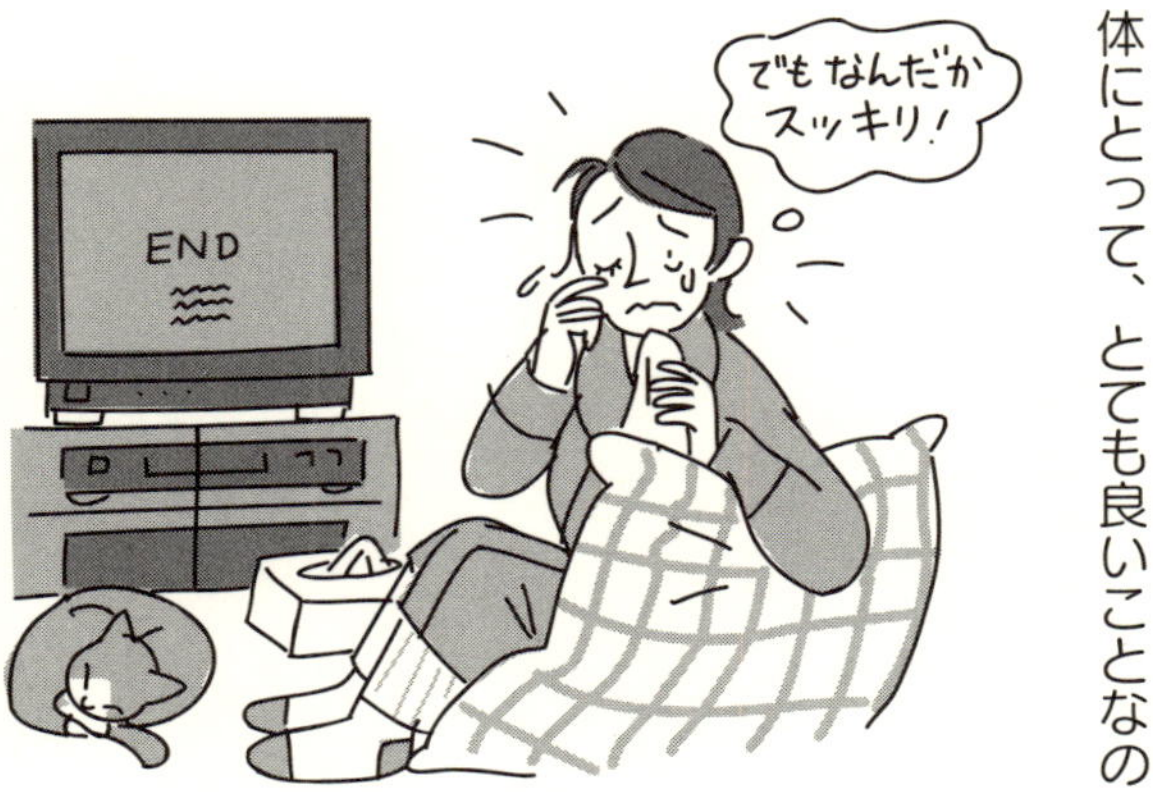

◆「あなたの素直さ」チェック◆

いきなりですが、ここで「あなたの素直さチェック」をしてみましょう。

□中学生、高校生時代の失敗談を家族や好きな人に、正直に話したことがある。（失恋、勉強等）

□夫婦喧嘩（恋人同士）をしたあとは、自分から謝るほうである。

□部下や同僚の仕事の失敗は、自分にも責任があると思う。

□テレビドラマを見て泣く涙を隠そうとしない。

□何かでほめられたときは、照れてしまう。

□食事の時、いただきます、ごちそうさまを必ず言っている。
□叱られたときや注意されたとき、自分が悪くなくても話を聞く。
□何に対しても見栄をはったり、自分を飾ることをしない。
□人の悪口を言ったり、聞いたりすることは、好まない。
□人に辛くあたられると、反発するより悲しくなる。
□良い音楽を聴くと幸せな気分になる。
□セックスで相手に良かったことを必ず言う。
□仕事がきつくても、不平を言わない。
□困っている人には、手をさしのべてあげたい。
□恐い話を聞くのは苦手だが、聞きたいという気持ちが強い。

□人に騙されやすい。騙されたことがある。
□尊敬出来る人が二人以上いる。
□神仏を敬う気持ちがある。
□街で一万円入りの財布を拾ったら、交番に必ず届ける。
□新聞やテレビの報道は間違っていないと思う。

以上、20項目のうち、あなたはいくつチェックしましたか?

10以上あれば、あなたは素直な気持ちを持っている人といえます。

その素直な感情を持ち続けて、感動の涙をいっぱい流してください。

5以下の人は、少し素直さに欠けているかも知れませんね。

周囲を斜めに見過ぎているのかも知れません。音楽を聴いたり、絵画を鑑賞したり、心の中に潤いを補足するよう努力してみましょう。

第3章

日常生活で簡単お手軽能力アップ！

あなたの日常感覚が脳を鍛える

✢心に話しかける匂いの不思議（嗅覚を鍛える）✢

人間の持つ「五感」が脳を刺激し発達させると前に書きました。

頭のいい、悪いの違いは、「脳に刺激を与え続けたかどうかで決まる」と言います。（京都大学名誉教授、大島　清医学博士の研究）

つまり視覚、聴覚、嗅覚、触覚、味覚の五感を刺激すれば脳は衰えないということになります。

とりわけ**「嗅覚」**は、いろいろなことを思い出す特別な強さがあるようです。「におい」がきっかけで、様々なことを連想したり、日頃思ってもいなかったことが、匂いをかいだことで、不思議な感情になったりします。

電車の中で隣り合わせになった初老の男性から、私を可愛がってくれた祖父を思い出すことがあります。初老の男性から発する何ともいえない「匂い」が、子供の頃のなつかしさを呼び起こし、「ああ、おじいさんもこんな匂いがした」と元気だった時分の祖父を思い出すのです。

すれ違った若い女性のシャンプーの香りで、若かった頃の母親を思い出す人もいることでしょう。

会社の会議室で、隣にいる同僚男性から発する整髪料の香りがきっかけで、その男性が好きになってしまった女性もいれば、昼間通りかかった店先からの焼き鳥の匂いで、「今夜の一杯は、焼き鳥でやるか」、と思ってしまう人もいるでしょう。

また匂いや香りは、人の気持ちに安らぎをもたらす効果もあります。ハーブの香りなどで、ストレスを解消するアロマテラピーもそのひとつです。鼻は舌より、はるかに敏感な器官だといわれます。匂いや香りが脳に与える情報は奥深く、私たちを取り巻く環境の情報源収集に欠かせない重要なものだといえます。

✣ 香りの記憶を言葉にしよう ✣

これからいくつかの、香りや匂いのするものを挙げていきます。その香りや匂いを想像しながら、**「何の匂いが感じられるか」**を、声に出して書いていきましょう。食べ物の場合は、実際に手にとって匂いをかぎながら、感じたことを言っていただくのが一番良いのですが、そうでない場合は想像してください。

例えば、**「椎茸《しいたけ》」**とします。

椎茸に何の匂いを感じますか？

ただ単に**「椎茸の匂い」**という答えはいけません。椎茸の匂いがするのは、当たり前なのですから。

つまり、椎茸の匂いの中から、何かを感じ言葉にしていただきたいのです。この**「何かを感じ言葉にする」**ことが、脳を刺激し記憶力の回復につながっていくのです。

椎茸であればこんな風に考えることが出来ませんか？

「なつかしい土の香りがして、
少しカビのような匂いがします。
湿った空気の匂いもあります。
私が遊んでいた子供の頃の山を
思い出します……」

簡単に感想の例を書きましたが、ご自分が感じるあらゆるものを、広範囲に思い描き、感想を述べてほしいのです。匂いのイメージを大きく膨らませて、**「脳で匂いを感じる」**練習です。

時間をかけてゆっくり考えてお答えください。

では、実際にやってみましょう。

(私のセミナーで出題したものです)

紙と筆記具をご用意ください。

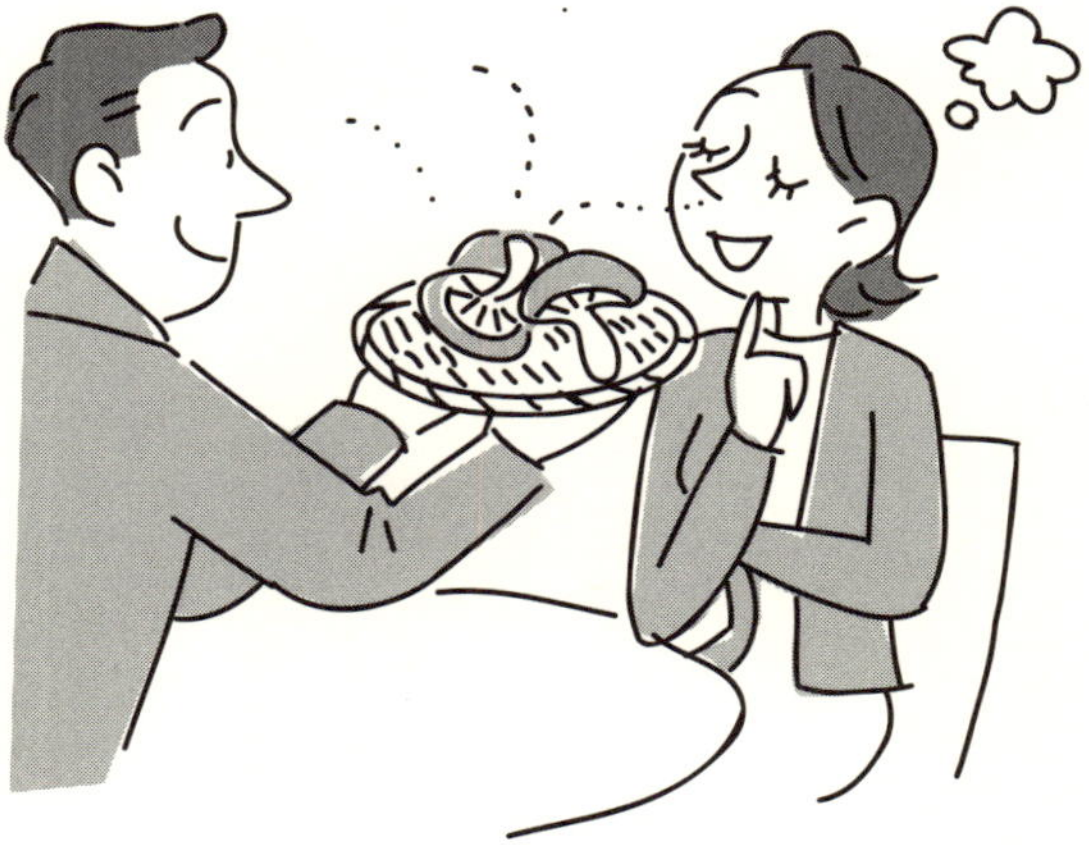

記憶力回復

香りの連想ゲーム

★レモンがあります。

①レモンの香りに何を連想しますか？ 二つ以上挙げてください。

②レモンの香りを知ったのは（食べたのは）何歳位の時でしたか？ そのときのレモンの印象を書いてください。

③レモンの香りにふさわしいと思う人物（芸能人、知人、親兄弟含む）を一人だけ挙げてください。

★苺《いちご》があります。

①苺の香りに、何を連想しますか？　二つ以上挙げてください。

②苺を食べてください。苺を口に含んだ時、どのような気持ちになりましたか？

③苺の香りにふさわしいと思う人物を一人だけ挙げてください。

★牛乳があります。

①牛乳の匂いで、思い出すのは何ですか？ 一つ挙げてください。

②牛乳の匂いから連想する食べ物を一つ挙げてください。

③牛乳の匂いから連想出来る風景（場所）を挙げてください。

★母親の匂いです。

①あなたのお母さんはどんな匂いがしますか？（していましたか？）

②あなたのお母さんの匂いを、花に例えてください。

③あなたのお母さんの匂いは、色に例えると何色ですか？

★父親の匂いです。

①あなたのお父さんはどんな匂いがしますか？（していましたか？）

②あなたは、お父さんの匂いで何を思い出しますか？

③あなたのお父さんの匂いは、色に例えると何色ですか？

★ご夫婦（恋人）の匂いです。

―男性に質問―

①あなたが安らぎを感じる奥さん（恋人）の匂いは、どんな匂いですか？
具体的に、「〇〇の匂い」と書いてください。

②あなたが安らぎを覚える奥さん（恋人）の匂いは、どの部分（物、洋服など含む）で感じますか？

③その匂いをかいだ時、あなたはどのような気分になりますか？

※前記の質問で、「安らぎを感じない」と思う方は、**「なぜその匂い（香り）が嫌なのか（きらいなのか）」**を具体的に分析し書いてください。

―女性に質問―

①あなたが幸せを感じる時、あなたのご主人（恋人）はどんな匂いですか？

具体的に、「〇〇の匂い」と書いてください。

※「幸せを感じない」と思う方は、**「なぜなのか」**を自己分析して書いてください。

②赤ちゃんの匂いに、あなたはどんな匂いを感じますか？

③あなたがリラックス出来る（好きな）匂いを一つだけ挙げてください。

具体的に、「○○のような匂い」と書いてください。

では、**「ご自分の匂い」**はどんな匂いがすると思っていますか？

他人（友人、知人）はあなたの匂いをどのようにイメージしているのでしょう。**「自分がイメージする自身の匂い」**と、**「他人がイメージする匂い」**の違いを比較するのも面白いですね。

匂いに関する記憶や思い出は、男女、年齢、育った環境などによってそれぞれ違うものです。匂い（香り）がきっかけとなって記憶がよみがえった時、人はそれが良い記憶であれ、悪い印象の記憶であれ、そのよみがえった記憶から、様々な思い出の広がりを見せるものです。こうしたきっかけを軸にして、もっと深く、過去の記憶を呼び戻す努力をしましょう。自分を見つめ直す大きな手がかりになることは、間違いありません。

それではここで参考のために「セミナー出席者の実際の回答例」を挙げておきます。

例

※ セミナー出席者の主な回答（複数回答あり）

（出席者5名）男性2名。30歳、55歳。女性3名。28歳、36歳、59歳

（平成16年3月27日実施）

☆レモン

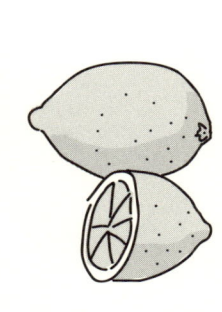

① レモンの香りにあなたは、何を連想しますか？

紅茶・レモネード・太陽・真夏・

カクテル・とんかつ・ジャム

② レモンの香りを知ったのは（食べたのは）何歳位の時でしたか？

そのときのレモンの印象を書いてください。

6歳・苦い、8歳・酸っぱい、10歳・苦くてまずい、

10歳・頭がキーンとなった、12歳・大人になった気分

③ レモンの香りにふさわしいと思う人物を一人だけ挙げてください。
夏目雅子・石原さとみ・竹内結子・藤原竜也・隣家のお嬢さん

☆苺

① 苺の香りに、何を連想しますか？
イチゴ狩り(同回答2名)・フルーツヨーグルト・アイスクリーム・あばた・春・ケーキ(同回答3名)・クレープ・ミルク・一家団欒のひととき

② 苺を口に含んだ時、どのような気持ちになりましたか？
甘い(同回答2名)・幸せ感・噛むのがもったいない気持ち・良い香り・トイレの芳香剤

③ 苺の香りにふさわしいと思う人物を一人だけ挙げてください。
松浦亜弥・自分の子供・山咲トオル・自分自身・孫(女の子)

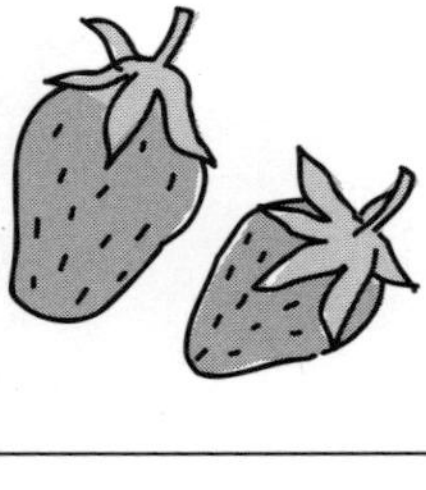

☆牛乳

①　牛乳の匂いで、思い出すのは何ですか？

給食の時間・高原に行ったとき・子育ての最中・テトラパック・子猫を拾って育てたとき

②　牛乳の匂いから連想する食べ物を一つ挙げてください。

クッキー（同回答2名）・キャラメル・シチュー・ホットケーキ

③　牛乳の匂いから連想出来る風景（場所）を挙げてください。

牧場（同回答2名）・高原・保育園・田舎の牛乳屋さん

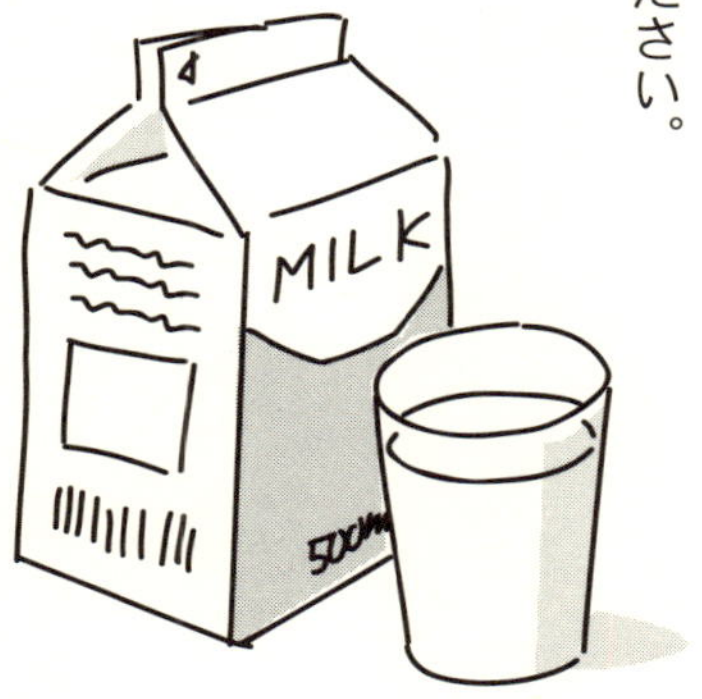

☆母親の匂い

① あなたのお母さんはどんな匂いがしますか？（していましたか？）

ミルク・味噌汁・漬物・白粉《おしろい》・石鹸

② あなたのお母さんの匂いを、花に例えてください。

バラ（同回答2名）・カーネーション（同回答2名）・白百合

③ あなたのお母さんの匂いは、色に例えると何色ですか？

赤（同回答3名）・ピンク・オレンジ

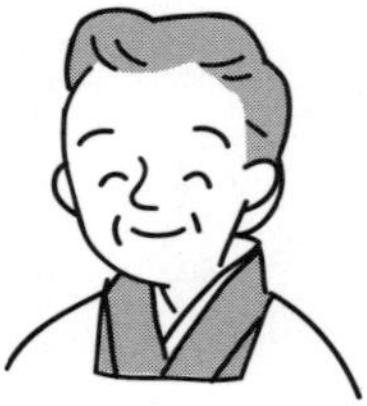

☆父親の匂い

①　あなたのお父さんはどんな匂いがしますか？（していましたか？）

たばこ（同回答2名）・お酒・整髪料（ポマード）・ナフタリン

②　あなたは、お父さんの匂いで何を思い出しますか？

一緒の布団で寝たとき（同回答2名）・ドライブの車の中・一緒にお風呂に入ったとき

③　あなたのお父さんの匂いは、色に例えると何色ですか？

茶色（同回答2名）・黒（同回答2名）・グレー

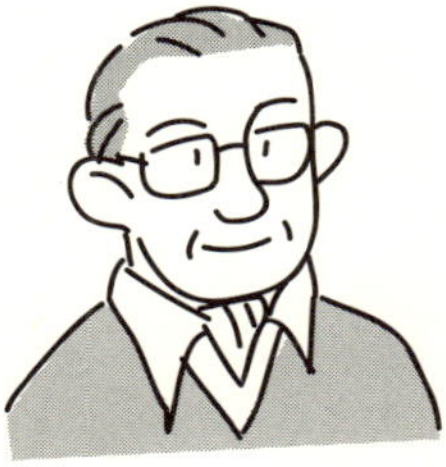

☆夫婦（恋人）男性（複数回答）

①あなたが安らぎを感じる奥さん（恋人）の匂いは、どんな匂いですか？

シャンプー・化粧品・香水

②あなたが安らぎを覚える奥さん（恋人）の匂いは、どの部分（物、洋服など含む）で感じますか？

髪・衣類・体

③その匂いをかいだ時、あなたはどのような気分になりますか？

安心感・性欲・甘え・穏やかさ

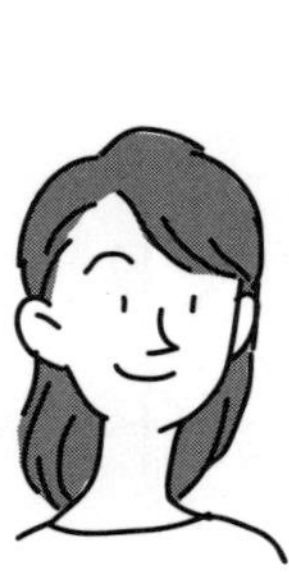

☆夫婦（恋人） 女性（複数回答）

①あなたが幸せを感じる時、あなたのご主人（恋人）はどんな匂いですか？
いつも使っている石鹸・シャンプー・
クリーニング屋に出したYシャツ・たばこ・整髪料

②赤ちゃんの匂いに、あなたはどんな匂いを感じますか？
粉ミルク・おしめ・マシュマロ・パウダー・石鹸

③あなたがリラックス出来る（好きな）匂いを一つだけ挙げてください。
ハーブ・コーヒー・紅茶・フリージア・石鹸

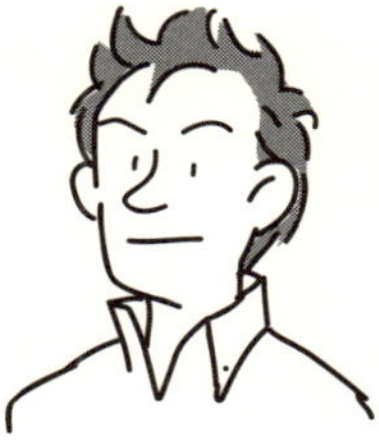

先に述べたように、匂いから来る記憶やイメージは、人により千差万別であることがよくわかりますね。

奥さんや恋人の匂いで、「性欲を感じる」と答えた方もいましたが、匂いはそれだけ強烈に人の感情を支配すると言っても過言ではありません。素敵な香りで心の底からリラックス出来る場合もあれば、嫌な匂いで不愉快な気分になることもあります。そしてこれらの匂いは忘れないものなのです。

匂いの記憶は「脳の奥深く」に、しまわれていきますが、きっかけさえあれば、その記憶は容易に取り出せるといいます。

日常生活の中で、ふと感じた匂いや香りに敏感になっていただき、これからも様々な記憶を呼び起こしてみてはいかがでしょう。

✢ 匂いで当てるファミリークイズ ✢

ご家族やお友達に集まっていただき、匂い当てクイズをやってみましょう。

家の中にある様々なものを取り出し、**「そこから発する匂いからそれが何であるのか」**を当てるものです。すぐわかる果物や野菜といった食品は対象にせず、ふだん匂いなどかぐことのない物を選んで行います。

まず目隠しをしましょう。もちろん当てる物に触ってはいけません。

不思議なことに、「物」には何でも匂いがあるものなのです。

あなたの「感覚」をとぎすましチャレンジしてみましょう。

難しいようでしたら、先に「物」を並べて見せてから、目隠しをして始めても良いかと思います。

五感トレーニング&集中力アップ

匂い当てクイズ

【匂い当てクイズの対象物】

やかん・土鍋・フライパン・定規・お皿・ボールペン・鉛筆・はさみ・電卓・消しゴム・めがね・めがねケース・ライター・CD・箸・綿棒・ガラスコップ・携帯電話・財布・千円札・一万円札・百円玉・五百円玉・洋服・下着・メモ用紙・腕時計・カセットテープ・本・お椀・コーヒーカップ・湯のみ茶碗・タオル・ハンカチ・ビール瓶……など

対象物を挙げればきりがありませんね。家の中でふだん使っているものはすべて対象になります。

さあ、やってみていかがですか？　すぐわかる物と、まったく見当もつかない物があったはずです。

「綿棒」のように匂いがまったくないと思われるものでも、よ～くかいでみると匂いはかすかにあるものです。反対に**「鉛筆」**のように芯の匂いと木の匂いですぐわかるものもありますし、油の匂いで**「フライパン」**と判断出来る物も、**「消しゴム」**のように、特有のゴムの匂いでわかる物もあります。

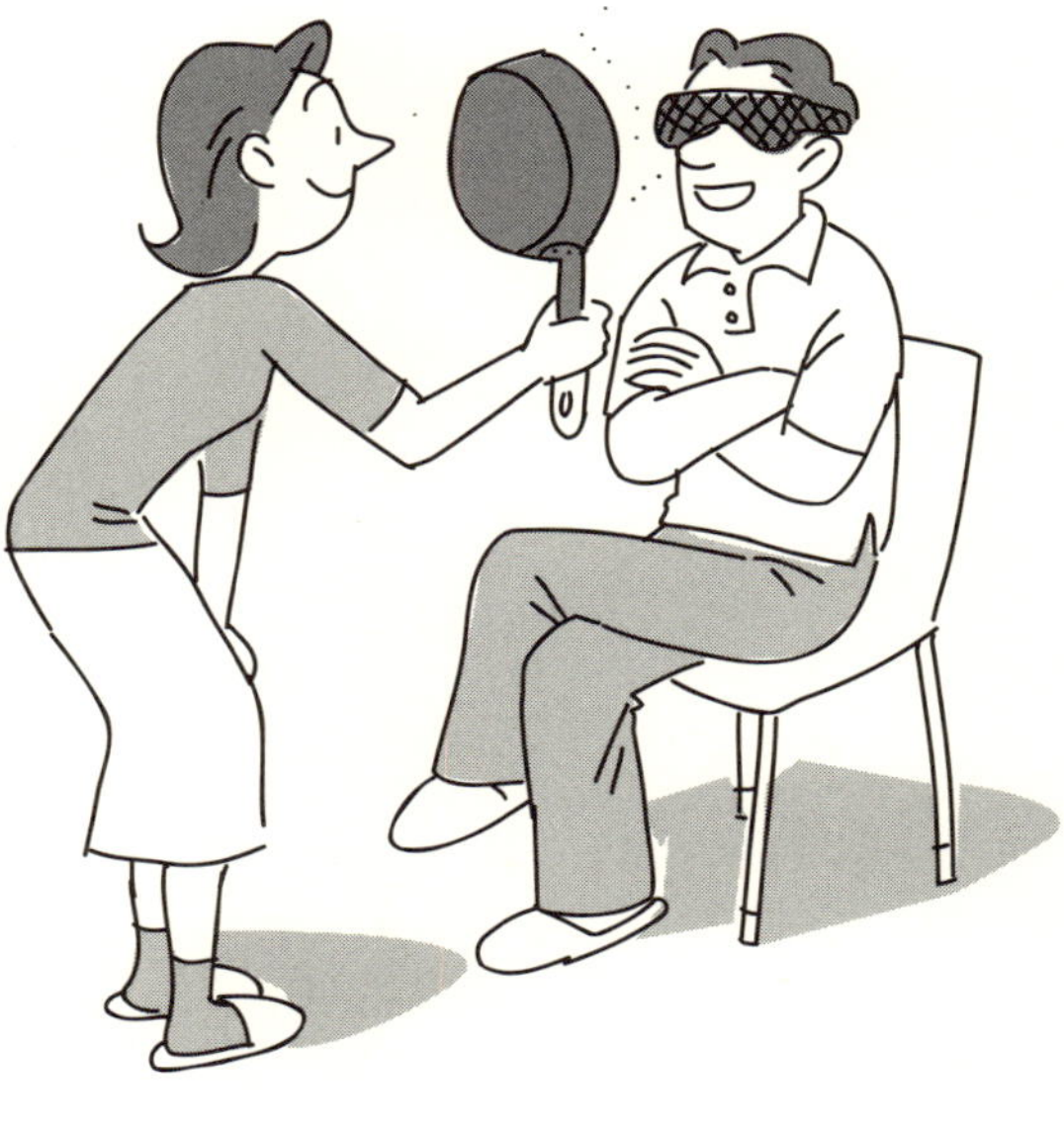

また、家族が愛用しているものから判断がつく物もありますね。

例えば、**「めがね」**のように、長く愛用している物には持ち主の匂いがついているものです。物自体の匂いでわからなくても、**「あっ、これはおばあちゃんの匂いだ、だからおばあちゃんの物というと……」**と直感で当てることも出来るでしょう。

このように、あらゆる感覚を働かせ目に見えぬ物を当てる**「訓練」**をしてみましょう。この訓練が、五感を発達させ、脳を活性化させることは言うまでもありません。当てられなかった対象物は、何度も何度も匂いをかぎ、綿棒なら綿棒の匂いをしっかり記憶しておきましょう。そして再度チャレンジです。

✢耳をすませば世の中が見えてくる（聴覚を鍛える）✢

あなたは最近**「音」**を聞いていますか？

「何を馬鹿な、音は毎日聞いているよ。テレビも見てるし、人と話している、当たり前じゃないか」と言われるかも知れません。

でもちょっと待ってください。確かに日常生活において必要な音（言葉）は、自然に耳に入ってきます。そして人はそれに反応し行動しているのです。

しかし、聞こうとする意識が希薄ですと、人は聞いているようで聞いていないのです。ほかのことを考えていたり興味のないことには、例えあいづちを打っていてもまったく聞いていなかったということがあります。また、聞いていたはずなのに忘れてしまい、後でトラブルの原因になってしまったという経験はありませんか？

「昨日言ったでしょう？　あなたはそのとき、はい、わかりましたと言いましたよ」などと叱られ、挙句の果てには、「ボケたんじゃないの？」となじられることになります。

「馬の耳に念仏」「馬耳東風」といったことわざがあります。いくら言っても効き目がない、聞いているのに何にも感じない、という意味ですが、これは、わかっているのに意図的に知らんぷりをしている人のことです。「あいつは駄目だよ、いくら説得しても馬の耳に念仏だ」と使われるように、その人間性の問題を指す時に使われます。

しかし、昨日言われたことを忘れるのは、人間性の問題ではなく、**「脳機能の老化」**が原因なのです。

ふだんの生活の中で、集中力をアップし、**「きちんと聞く」**、**「絶対忘れない」**という意識を持っていれば脳機能は回復してくるといいます。**「これは大事なことなのだから」**と意識して聞きもらさなかったことは忘れていないものです。

聴覚は、耳に伝わる振動（音波）を感じ、脳へその情報を送るといわれています。何も見えない暗闇の世界で、神経を集中させていると、何者かが近づいてくる音がはっきり聴こえてくるといいます。それは、人の足音や息づかいであったり、動物の足音、虫が這う音、草木がたなびく風の音だったりします。夜行性の動物やクジラ、イルカの聴力が優れていることはよく知られていますが、人間も**「聴かなければならない」**という強い意識を持った時、その聴力は驚くほどの力を発揮するものです。

夜、一人でいる時、ドアの向こうに何かの気配を感じる。その時あなたはどうしますか？多分あなたは、テレビと電気を消し、じっと動かず耳をすまして相手の動き（音）をとらえようとするでしょう。やがて相手が遠くに去って行く音を聴いた後、ああ良かったと安堵するはずです。聴力は、敵の気配を感じ、自分の置かれている立場を知ることが出来る大変な優れものだといえます。

世界各国の軍事教練の中に、暗闇で敵の行動を探る、聴力強化の訓練があるというのを何かの本で読んだことがあります。戦争のために、そうした訓練をするのは悲しいことですが、私たちが自分の脳力を高めるために、聴覚（聴力）アップの練習をすることは大いに良いことですね。聴こえないような小さな音でも、聴こえるようになる聴覚アップは、聞くことの向上だけでなく、頭の回転も速くなり理解力も向上することにつながります。

では、私たちは日頃、どんな鍛え方をすれば良いのでしょう。

まず先ほど述べたように、**「しっかり聴く」**（聞く）という意識を持つことです。

そして、毎日少し早起きをして世の中の「音」を聴いてみましょう。

五感トレーニング&集中力アップ

耳で見よう!!

朝5時、世の中が始動し始めたころ窓を開け、あるいは外に出て目を閉じ、静かに耳をそば立ててみてください。今まで気がつかなかった「音」が聴こえてきます。

野鳥のさえずり、新聞配達がポストに新聞を入れる音、遠くを走る車やバイクの音、電車の音、朝早く駅へ向かう人の息づかいや歩く音。季節が春であれば、桜の花ビラがハラハラと落ちる音。雨が降っていれば近くの雨音、遠くの雨音。夏は、頬をなでる涼風の音。秋は、枯れ葉が落ちる音や虫の音。冬は、木枯らしの音。雪の日であれば深閑《しんかん》とした雪景色の中に、雪がちらつくサラサラとした音……。

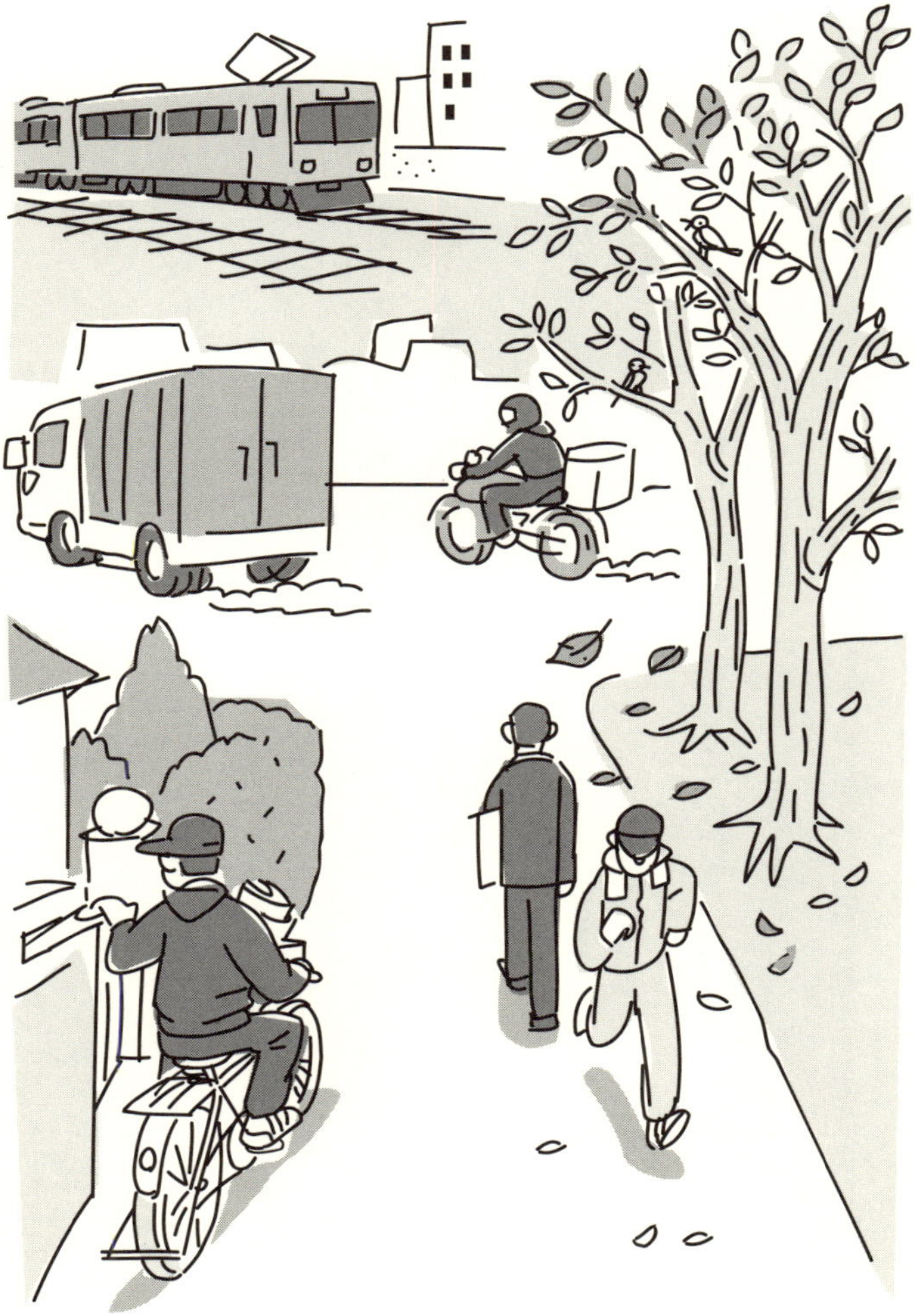

季節ごとに信じられないくらい色々な音が聞こえてくるはずです。こうして耳にした**「音」を記録しておきます。**

昨日、聞こえなかった音が今日は聞こえる、春には聞こえなかった音が夏には聞こえる、夏には聞こえなかった音が秋には聞こえると言った具合に、毎日ノートに書いておくのです。

もちろん音の記録だけではありません。**「その時に感じた様々な思い」**も書きましょう。

聞きなれた音でも、音は毎日違うのです。同じ時刻に配達しにやって来る新聞屋さんの音も、配達の人が変われば音は微妙に変化します。自転車やバイクの走り方、新聞をポストに入れる音などで**「今朝は違う人が配達している」**とわかります。

毎朝通勤のために駅に向かう人も、その日の体調によって歩き方が違います。

「今朝は足取りが重い音がする、疲れているのだろうか、ゆうべ飲みすぎたのだろうか……」

目で見ず、音で見るのです。

あなたの五感のアンテナすべてを全面に出して、**「感じる」**のです。

どうですか？　面白いと思いませんか？　耳で世の中の流れを見ることが出来るのです。

こうして**「耳で見た」**ものを、日記にして書いていきましょう。書く動作もまた脳を鍛えることになるのですから。

✢舌は敏感、感じてください（味覚を鍛える）✢

フォークダンスの音楽「マイムマイム」の替え歌をバックに、目隠ししたタレントが、食べ物を当てるという人気テレビ番組があります。用意された料理の一部を口に入れ、その食感で何の料理かを当てるわけですが、グルメと自負するタレントでもなかなか当てることが出来ません。料理は目で食べるともいいますから、匂いや食感だけでは当てるのが難しいのでしょう。

実はこの手の類似番組は昔からあり、もう30年ほど前になるでしょうか、日本テレビで「びっくり日本新記録」という番組がありました。私が司会をしていたのですが、その中でミックスジュースの中身を当てるという企画がありました。数種類の果物や野菜から、挙句の果ては生姜や大根なども入れて特製ミックスジュースを作り、その中に入っているものを当てるわけです。当てるのは全国の一流ホテルのシェフ数名。決しておいしくはない、番組特製ジュースを飲んでもらい何が入っているかを競って当ててもらうのです。

東京のある一流ホテルの料理長が登場した時のことです。彼は一口ジュースを口に含んだ後、数十秒考え10種類の中身すべてを見事に当てたのです。さすが一流ホテルの料理長だと感心した記憶があります。このときは目隠しはしていませんでしたが、いろいろなものが入っているジュースですから、その色はグレーともチャコールともつかない妙な色合いになっていたのです。従って色から中身を判断することなどとても出来ません。それだけに、見事に当てたときは本当に驚きました。人が味を感じる主な場所は「舌」だといいますが、この料理長は人並みはずれた舌を持っているということでしょう。

舌の表面には、「乳頭《にゅうとう》」と呼ばれる小さな隆起があり、その中にある味蕾《みらい》という細胞の中に、味を識別する味細胞があるといいます。この味細胞が、神経細胞に伝わり大脳皮質に伝えられるのだというのです。

伝えられた大脳皮質はその情報を分析し、過去の記憶や経験を照合、何の味かを認識する。そして初めて人は「味」を感じることになるということです。おいしいとか、まずいとかを感じるまでには、ずいぶん回り道をして来るものなのですね。

目を閉じて料理を食べる

では、テレビ番組のように、目隠しをして、あるいは目を閉じて料理を口にしてみましょう。

味覚だけでそれが何の料理なのかを判断するのです。ご家族や友人同士で楽しくやってみてください。テレビ番組のようにゲーム感覚で挑戦しましょう。

料理は見ないで食べると、おいしさを感じないものです。しかし、この練習は「歯ざわり」と「舌」だけで料理の種類を当てようというものですから、食事の楽しみは後にして、まずは全神経を舌に集中させせトライしてみてください。その行動が脳を刺激し、活性化させせることになるのです。

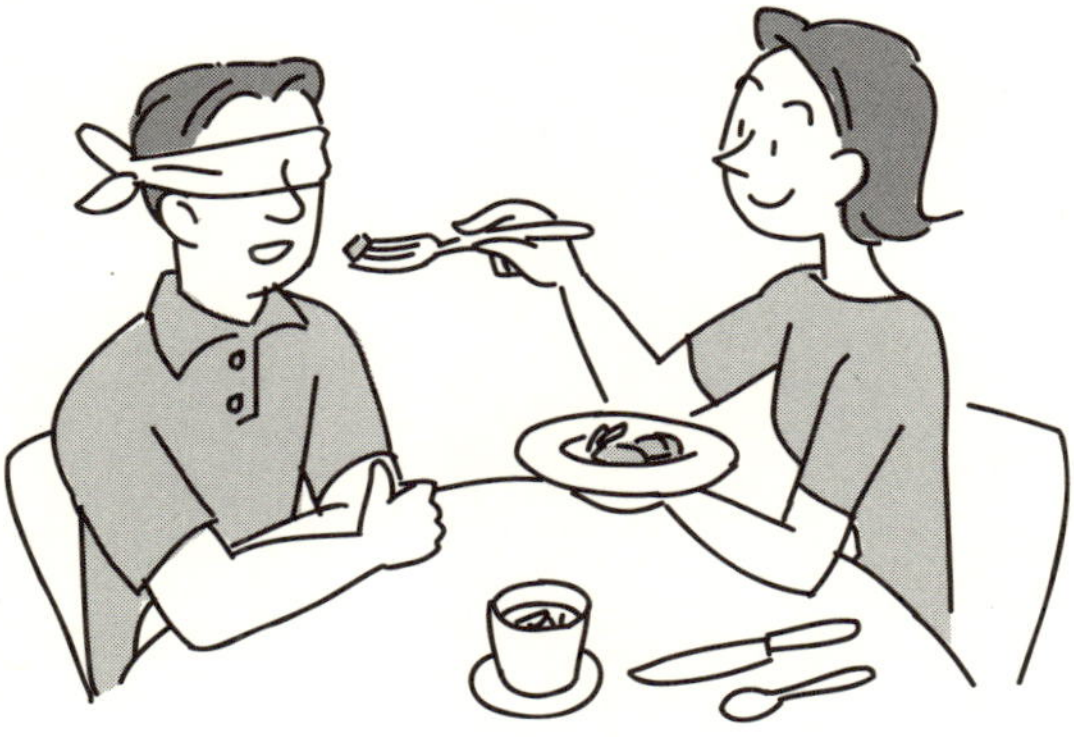

五感トレーニング&判断力アップ

味覚クイズ

①「料理の判断」は、舌だけで行うよう努力してください。

舌は指先より鋭敏だという研究結果もあります。

②匂いで判断しないように、料理は皿ごと口元に持っていかないでください。

どなたかが、箸やスプーンで料理のほんの一口ほどをすくい、推理する方の口に入れます。

③推理する方は、舌を使ってなるべく速く判断します。

あまり長く口の中に入れていますと唾液で味が薄まり、ますますわからなくなってしまいます。口の中に料理の一部が入って来た瞬間に判断するようやってみてください。

中華料理、日本料理、西洋料理などなど、その料理のほんの一部分だけで何の料理かを判断するのです。

ロールキャベツなら、キャベツと中身を7、8ミリほどに切って口に入れます。茶碗むしなら、ティースプーンの半分ほどを口に入れるのです。たくさん入れるとすぐわかってしまいます。

ほんの少しの料理では、なかなか判断がつきません。難しいかも知れませんがいろいろな料理で試してみましょう。

④そしてわかった時は、大きな声ではっきりと「答え」を言ってください。

口の中でもぐもぐ言わず自信を持ってはっきりとです。

✢触って感じて脳を刺激（触覚を鍛える）✢

「手先の器用な人はボケない」とよく言われます。

私の知人で、大学で美術を教えていた78歳の元教授がいます。長年水彩画をお描きになっている方で、現役を退いた今でも絵を描き続け、その腕前はますますさえています。器用な人は何でも出来るもので、彼は、パソコンを自在にこなしインターネットで新しい情報を得ながら若い人との会話を楽しんでいます。もちろんそれだけでなく、渓流釣りやゴルフ、スキーとあらゆるものをこなしています。スキーやゴルフの技術は、私など足元にもおよびません。長寿で元気な方は、長年、五感を通して脳に刺激を与え続けている結果なのだということがよくわかります。

箱の中の物体を手と指先で判断し、それが何であるかをタレントに当てさせるというテレビ番組を見ることがあります。これも昔からある企画なのですが、出演するタレントの個性により、面白い展開になります。わざといじわるをして、カエルを入れたり、コンニャクを入れたりの演出で、タレントをキャーキャー言わせるわけです。

何が入っているのかわからない箱の中に、片手だけを差し入れ、その物体に触れることは、タレントでなくても、少し不気味なものですね。客席側の片方だけガラス張りになっていますから、お客さんはそれが何であるかがわかります。客席の反応とあいまって、ますますタレントは気味悪がり、指先をほんのちょっとだけのばし物体に触ってみる。カエルのように動くものだと、タレントは驚き、それが何であるかがわからなくなってしまいます。指先に神経を集中させなければわかるはずがありませんね。テレビの企画は、タレントの大騒ぎする様子を面白おかしく映しだすことが目的ですから、それはそれで大成功です。

しかしここでは、**「触覚を鍛えること」**が目的なのですから、指先に神経を集中させ、手先で脳を刺激する練習をしましょう。

触覚クイズ

五感トレーニング＆判断力アップ

◆まずはテーブルや机の上にある物を、手先の感覚だけで当てる練習です。目を閉じて片手で、小物を触ってみましょう。
何がありますか？

日頃の生活で使用しているものですから、見当はつくはずです。
机だったら、ボールペン、電卓、小冊子、郵便物など、たばこや灰皿を置いている人もいるでしょう。日頃、見慣れているものですから、その小物が何であるのかは当てやすいでしょう。

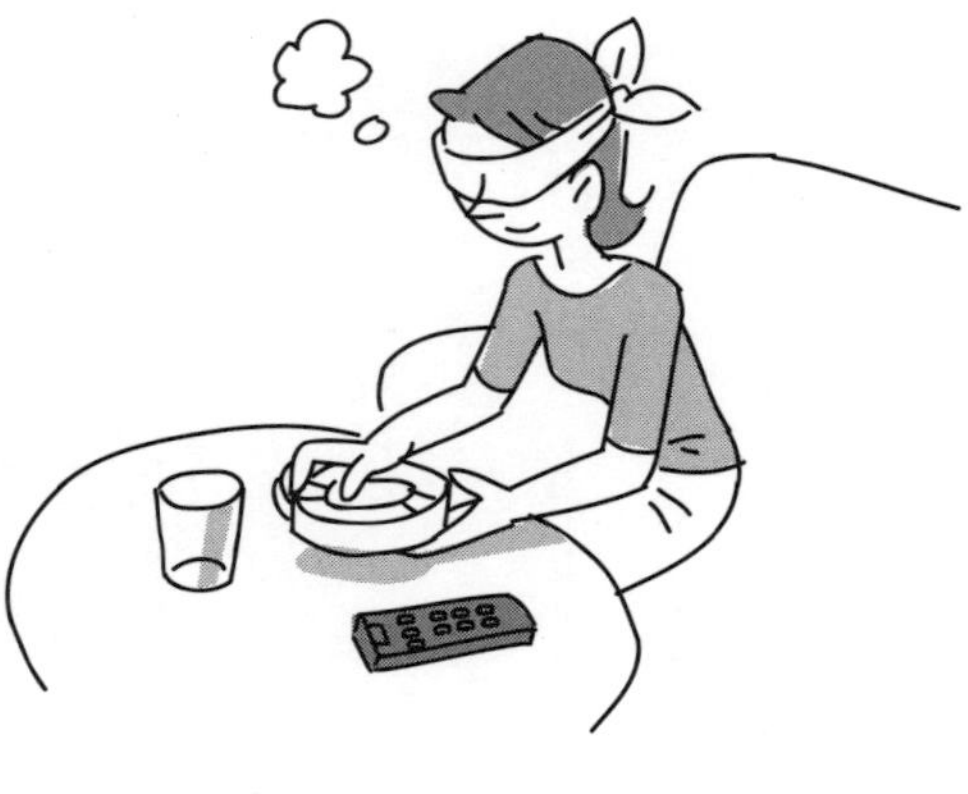

でも、実際にやってみていかがでしょう？

目で見ながら触っていた感覚とは違うことに気がつくはずです。

あなたの手に今までの感覚とは違う、新鮮な感覚が残っていませんか？

そして目を閉じて物に触れた時、あなたの頭の中に、その物体の形が描かれたはずです。

またお友達が集まって、「触覚クイズ」を行うのも脳を刺激する練習になります。

友達同士があまり見たことのない物を持ち寄り、テーブルの上に並べます。財布のようなものでも、その形はそれぞれ違いますし、免許証とクレジットカードも寸法はほとんど同じようでも、指で触って明らかに違うところがあります。

目隠しをして片手で触り、それが何であるのかを当てっこします。神経を研ぎ澄まし、手先だけで物を触るのです。答えが大きく違っていて、目隠しをとった後、大笑いする場面が目に浮かびます。

五感トレーニング&認識力アップ

スキンシップ触覚ゲーム

◆さあ、今度は、ご夫婦、恋人同士でお互いの顔に触れてみてください。もちろん目を閉じて触れてください。
◆顔だけでなく、体にも触れてください。

「あら、顔のこんなところに小さなイボが」
「ヒゲって案外ザラザラしているものなのね」

……などと、今まで向かい合っていても気がつかなかった新しい感覚を発見することになるでしょう。

ご夫婦、恋人同士であれば、お互いの体に触れ合うことも許されることでしょう。見た目とは違う感覚、手のひらから受ける感触、目を閉じて初めてわかることがたくさん出てくると思います。「体を見ている感覚」と「見ないで触る感覚」の大きな違いに驚くことでしょう。

「少し腰まわりに肉がついたね」
「あなたのすね毛って、ごわごわしている」

こんな会話が飛び出しそうです。
でも、この人の腰まわりは、結婚以前から肉づきがよく、夫のすね毛は昔からごわごわしていたのかも知れないのです。それなのに、目を閉じて触れたことで、なぜ気がついたのでしょう？

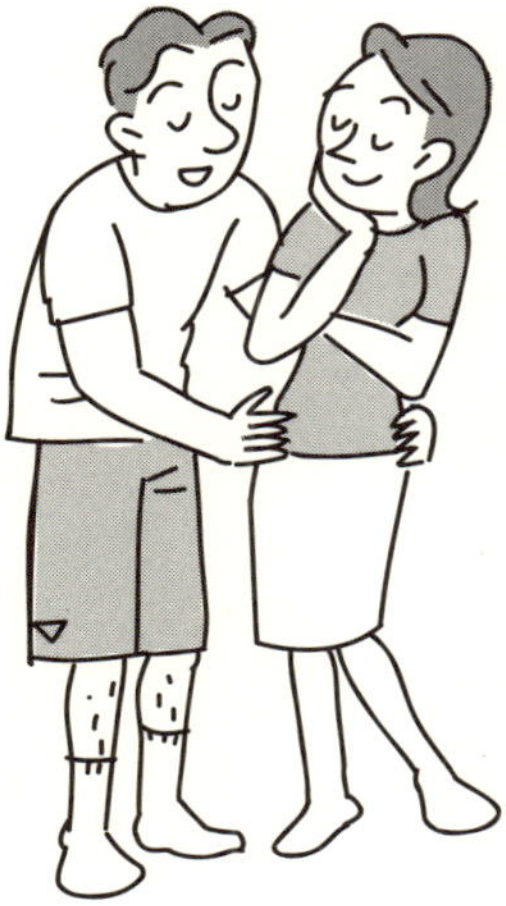

二人は、今まで何度となく触れ合う機会があったはずですし、一緒にお風呂に入ったこともあるでしょう。ところが目を閉じて体に触れたことで、気づくことがたくさん出て来たのです。

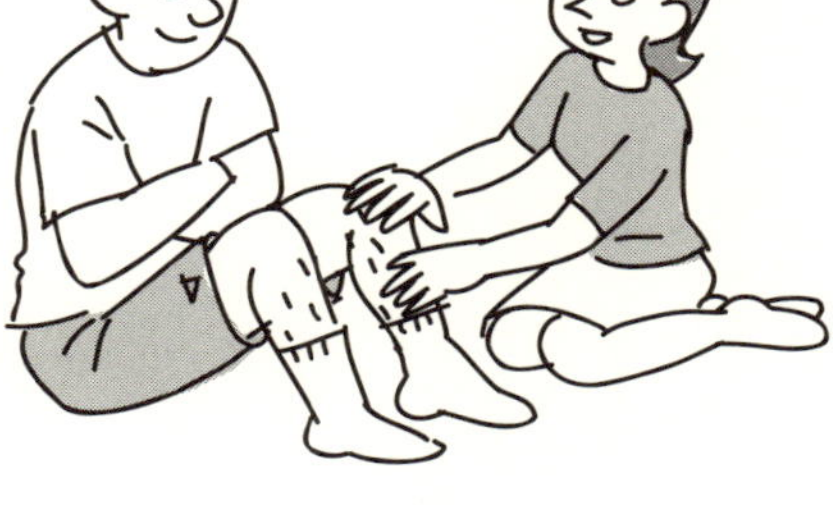

人の目は意識して**「見よう」**と思った以外のものは、きちんと見ていないということなのでしょう。一緒にお風呂に入って、腰まわりだけをじっくり見たり、すね毛をゆっくり観察することは、普通、考えられませんからね。「脳」が見たいと命令しないものは、たとえ視野に入っていても、実際は見てはいないのです。

こうした**「触覚を敏感にする」**練習はお二人のスキンシップにもつながり、楽しいものになりそうです。

しかし、こうした練習であなたの「触覚」はいつの間にか鍛えられ、鋭敏な感覚を持った指先に変身していくのです。

✢人物観察、観賞で楽しもう（視覚を鍛える）✢

前項で、「人の目は目的物以外は見ているようで見ていない」と書きました。しかし目は見るための重要な器官であり、最終的には「脳」が見たいと命令し、「脳」の命令において、目が見ているのだということがわかりました。

脳は、ある意味で「対象物を曖昧に見ているのだ」といいます。見ようという意志が働かないと、人は目的物以外は「見ているようで見ていない」ということになるのです。

ですからこの項では、**「目的を持って人物を見る練習」**で、脳を鍛えましょう。

第2章、「記憶力を回復させる裏ワザ」、『お散歩実況中継』の項で、「電車の車窓から目に飛び込んできたもの全てを、言葉に出してしゃべりましょう」と書きました。

今度は電車の中で、人物を**「観察」「観賞」**するのです。

観賞とは物を見て楽しむことで、観察は物事をよく見ることです。電車の中にいる人をじろじろ見て楽しむなど不謹慎だと怒られそうですが、それはそれ、何気なく観察してあれこれ推理しながら観賞するのです。

五感トレーニング＆想像力アップ

車内人物観察・推理レッスン

なるべく電車が混雑していない時間を見計らって、おこなってください。ニヤニヤした顔で人を見てはいけません。自然な表情で観察してください。

観察は、自分が座った席の真向かいの人から、始めてみましょう。そして、その人物のあらゆることを推理し、観賞するのです。

▼まずは、持ち物チェック

若い女性が、「布製のバッグ」を持っています。

彼女は、お勤めなのか、学生なのかを推理します。

「一般企業にお勤めなら、あのようなバッグは持たないかも知れない。するど学生かな？　中に何が入っているのだろう？」

このように推理しながら観察するのです。

バッグから取り出した本が教科書であったり、参考書であったたなら間違いなく学生でしょう。でも、「専門学校」なのか、「大学」なのか、あなたの推理はどんどん発展していきます。

靴、**髪型**、**洋服**、そして**年齢**、数えきれないほど、「観察する対象物」は増えていきます。

▼隣の人の手をチェック

私はよく人の手を見ます。両隣の席にいる人ですと、何気なく観察出来ますすし、変な人と思われないで済むからです。

「手」は年齢を語ります。人生を語ります。

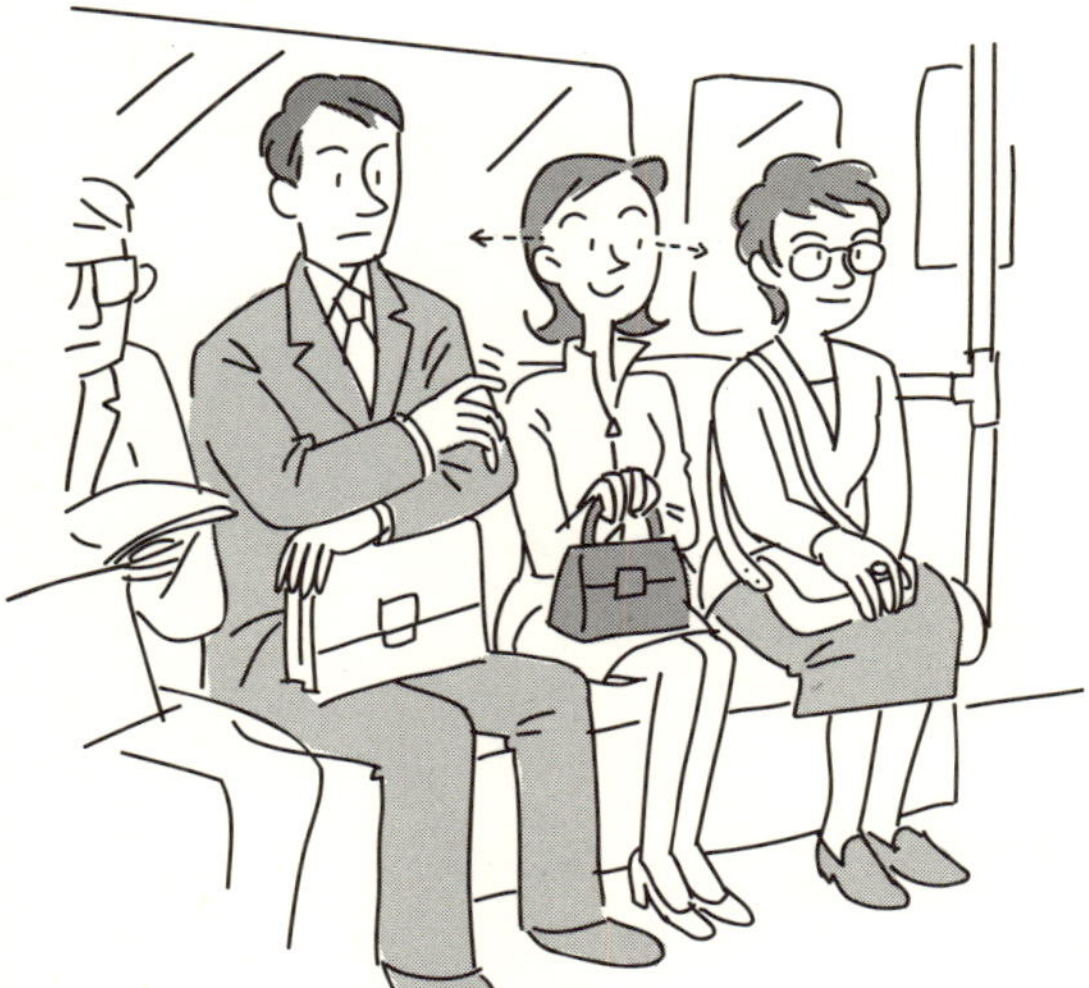

車内人物観察・例

「右隣の、長い指のこの男の人は、背丈もありそうだ、皮膚のつやから見て、まだ20代かも知れない。仕事は事務系だろう、あまりスポーツはやっていないな。日焼けしていないし、指の節が細すぎる。それに、右の人指し指が、かすかに貧乏ゆすりをしている。神経質な人なのかも知れない。

左の女性は、50歳は超えているだろう、皮膚にだいぶしわが出て

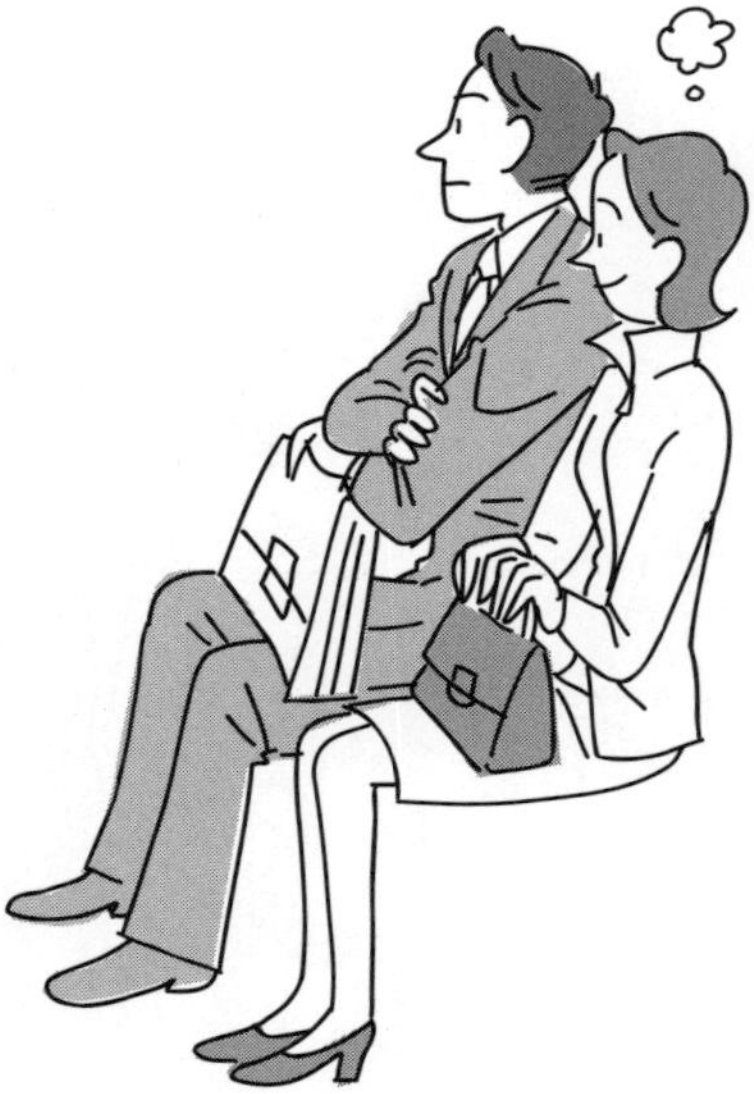

いるし、血管が浮き出ている。指輪は、何だろう？　ダイヤに見えるけど本物かな？　でも色が透明過ぎるし、だいいちこの大きさだと3カラットはある。そんな高価なものをしてくるだろうか、だって着ている洋服は普段着みたいだし、靴もさほど高級じゃない。多分指輪はイミテーションかな？　マニュキュアが少しはげている。主婦なのだろうけど、パートの仕事に行くのかな？　いや、待てよ、こんな派手な指輪をして行くだろうか」

——などと観察し、推理してみるのです。

こうした観察や推理が、脳に活力を与えるのであれば、大いに結構。お金もかからず、簡単お手軽に出来るのですから。

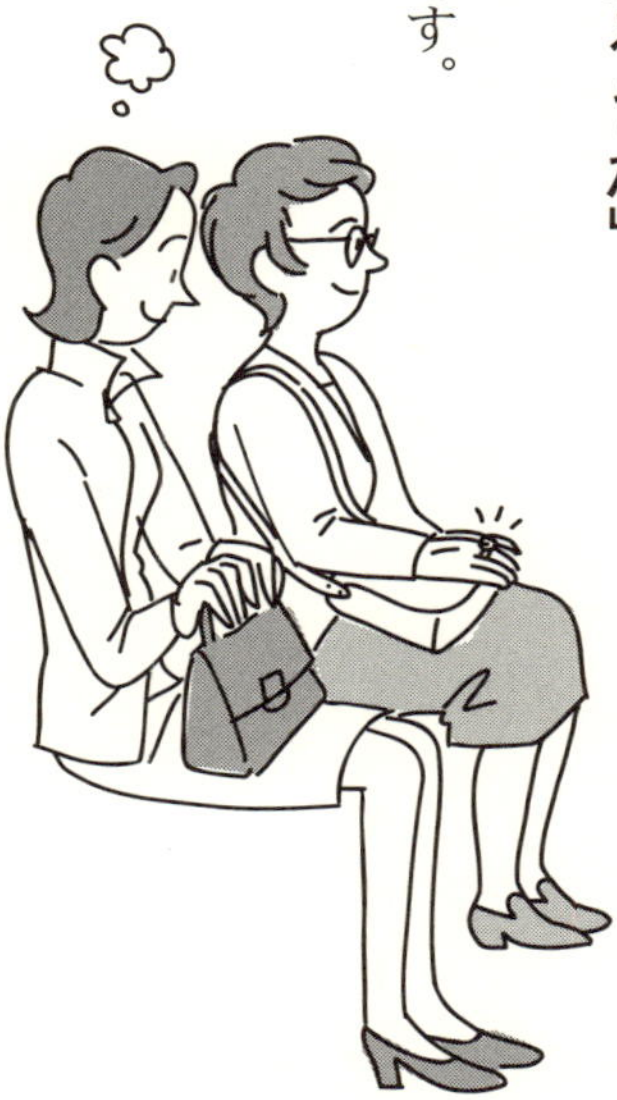

◆観察するものは、他にもたくさんあります。

例

◇靴から、職業などを推理しましょう。

「かかとがだいぶすり減っている。外回りの営業マンかな」

◇洋服の値踏みもやりましょう。

「このスーツいったいいくら位かな？　かなり高そうに見えるけど」

◇顔色から健康状態もチェックしましょう。

「不健康な顔色しているけど、体調が悪いのかしら」

◇顔つきから性格も推理しましょう。

「ちょっと目つきが恐いけど、すぐ喧嘩する性格かな？」

◇ご家族との比較もやりましょう。

「うちの主人と同じくらいの年齢かしら、だとしたら、うちの方が若く見えるわ」

……などなどです。

そして観察対象者が、電車を降りるとき、あるいは自分が先に降りるとき、**「チラッと相手の全身を見ること」**を忘れずにやりましょう。全身の雰囲気から、自分が推理したことが当たっているかをチェックするのです。

「若く見える人が歩き始めたらヨボヨボしていた」なんていうことがありますし、いかにも恐そうな顔の人が、人を押しのけずに優しく降りていくこともあるのですから。

電車に乗ったら「観察」のチャンスです。

自分の脳力を高めるために、自分の脳を若返らせるために、しっかりと観察眼力をつけ、**「人物を見る感覚」**を鍛えていきましょう。

✢ 恋心を持ち続けることが脳の若がえりの秘訣 ✢

あなたは今、恋をしていますか？　胸がドキドキする恋を。

青春時代に経験した、あの息苦しくなるような恋……。

もう、遠い昔のことなどと言ってはいけません。たとえあなたが今、70、80歳の方でも、恋を遠い昔の出来事と思ってはいけません。恋は人のあらゆる感覚を全面に押し出す、素晴らしい感情なのです。

「今さら恋なんて」という気持ちを持つこと、それが老いにつながるのです。

私がテレビ番組の取材で訪れたある老人ホームのお話をいたしましょう。

ある年の1月の、日だまりが暖かい午後のひとときのことです。

80歳くらいの男性が、同じホームに住む70歳くらいの女性に、みかんを一つ差し出し、お付き合いをしたいと告白したのです。女性は一瞬驚いた表情を見せましたが、うれしそうに微笑み返し、男性から受け取ったみかんを半分にして、残りの半分を男性に渡し、おいしそうに口に運んだのです。

みかんは、その年の正月に、役場の福祉課から老人ホームへ差入れられたもので、男性は自分の分を食べずに、好きな女性のために大切にとっておいたというのです。正月から2週間も過ぎた日の出来事でした。私は、男性にインタビューしてみました。

「なぜ、みかんが配られてから2週間もたった今、プレゼントをしたのですか?」

インタビューは愚問でした。男性は以前からこの女性に一目ぼれしていて、「いつ告白しようか」と悩み続けていたのだというのです。しかし、みかんの賞味期限が近づいたことに気づき、勇気を持って告白したというのです。お小遣いもままならない福祉施設での生活では、せめて自分のみかんをあげることしかできないというのです。好きな女性に何かプレゼントしたいという気持ちは、老いも若きも同じなのだということでしょう。

その後、それまで病弱だった女性はすっかり元気を取り戻し、男性も見違えるほど若々しくなり、現在、老人ホーム一番の仲良しカップルとして幸せに暮らしていらっしゃいます。

このように、人は誰しも、好きな人が現れれば少年、少女のように純真な気持ちになるという一例です。

それがたとえ片思いであったとしても、その好きな人の前では、いつもと違う表情になるはずですし、いつもと違う言葉遣いをしているはずです。

恋をする心はあなたの脳を若返らせ、あなたを変身させていくのです。人は恋をすると、幸せな気分でいっぱいになりますが、これは、脳の中にある**「前頭葉」**で、ドーパミンという『快感ホルモン』が放出されるからだといいます。

胸がドキドキしたり、好きな人の前で顔が紅潮するのも、ドーパミンが作用するからです。**「扁桃体」**と呼ばれる脳の神経細胞が『好き』と判断すると体内へドーパミンが流れ、快感へとつながっていくのです。

恋する心を忘れ、愛する心を持つことが出来なくなった人は、若さを失い、自ら、自分の人生をつまらなくしているのです。片思いでもいいのです。人に憧れ恋をする。人のために愛をそそぐ。こうした行為が、あなたをさらに若くし魅力ある表情に変身させていくのです。

もちろん、恋する気持ちや愛する気持ちは、何も人間だけが相手ではありません。

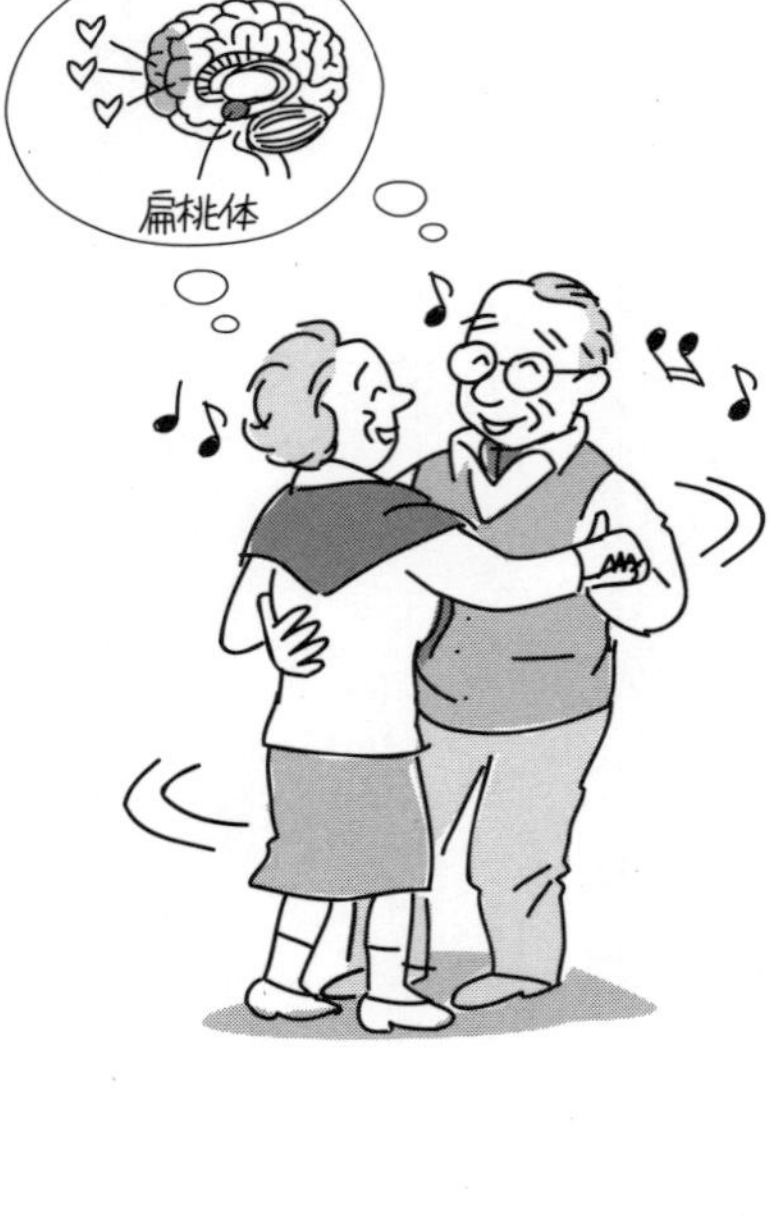

まるで恋人のように、いやもしかしたらそれ以上に犬や猫を愛している人を知っています。愛情を注いで育てている飼い主は、その動物たちの日頃の状態を見続け、少しでもいつもと違う表情を感じたら、何かあったのだろうかと心配します。この心配する心が、愛情なのです。その時点で、脳の前頭葉は活動し、さまざまな神経回路が動き始めます。

また、動物だけでなく花や草木にもその原則はあります。一生懸命世話をした盆栽には、世話をした人の愛を感じますし、見事に咲いた花にもそれが感じられます。

こうした動物や植物を育てている方たちの多くは、「彼ら」に話しかけながら世話をしています。何かに対して話しをする、会話をするということは脳を活性化させるのです。

そして、何にでも興味を持ち夢中になることが、豊かな気持ちにさせ、健康な日々を作り出すのです。テレビや映画に夢中になる、スポーツに熱中する、何に対しても前向きに対応することが、若さを保つ秘訣です。

しかし、こうした気持ちにも、心にゆとりがなくてはなれません。日々、心に余裕を持ちつづけることが大事なのです。

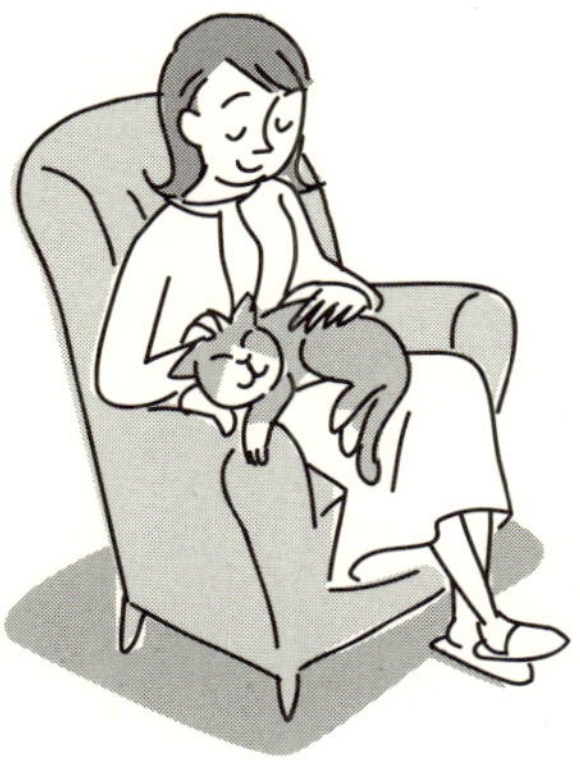

◆ではここで、「あなたの心に余裕があるかないか」をチェックしてみましょう。

□恋愛ドラマを見て、ばかばかしいと腹を立てたことがある。

□電車の中のカップルを見て、この男の（女の）どこがいいのだろうと思ったことがある。

□近所の住民に、理由なく腹を立てることがある。

□スーパーやコンビニの店員にプンプンすることがある。

□街の雑踏を歩いていてイライラすることがある。

□車を運転中ちょっとしたことでクラクションを鳴らすことがある。

□旅行雑誌や旅番組を見たいとは思わない。

□最近奥さんやご主人（恋人）の顔や目を見ないで話すことが多い。

□最近、恋愛小説を読む気になれない。
□テレビに出演しているタレント（歌手）をくさすことがある。
□休日の日、家の中に閉じこもっていることが多い。
□服装や髪型を気にしないで外出することがある。
□下着が古くなっても平気で着けるようになった。
□お化粧をしないでいることが多い。（男性はヒゲをそらないでいることが多くなった）
□おとなしく歩いている野良猫を追いかけ回したことがある。
□寝る前に、眉間にしわを寄せていることがある。

以上16項目のうち、あなたはいくつチェックを入れましたか？

不満ばかり言っていては、脳の活性化は低下するばかりです。

一つでもチェックがあった方は、要注意です。

心に余裕がなく、世間を面白くないと考えているふしがあるからです。

長い不況が続いている日本の経済、我々庶民の生活も厳しさが増していますが、こんな時代だからこそ、心の余裕、潤いが必要なのです。

今、好きな人や恋人がいない、という人は、なるべく外に出ることを心がけましょう。また、ちょっと目立つおしゃれをして外出するのもいいでしょう。人はあなたを見るはずです。

「見られている」ことは、恋心と同様に自分を意識し、磨きあげていく結果につながります。

そして**「人に見られている」**という意識が、より若さを保つのだということがいえます。

あなたも自分自身を人に見せる、そして見られることを意識した生活を心がけてはいかがでしょう。

あとがき　テレビ人間が語るテレビの害

これまで私は、脳を若返らせるために必要な様々な方法を書いてまいりました。脳細胞を活性化させるには、あなた自身が努力して、あらゆる日常的な刺激を吸収することが大切なのだというお話をしてきました。もちろん、脳を活性化するには、こうした環境的な刺激だけでなく、運動や栄養も極めて大事なものであることはいうまでもありません。

しかしそうした情報は、専門家におまかせすることにして、私は放送人としての立場から、アナウンサーや司会者にボケがいないことに気づき「声を出す」「人と話す」ことが物忘れやボケ防止につながるのだとうったえてきました。

長く放送業界に携わっているものとしては、言いにくいことでありますが、あなたの家では、毎日、朝から晩までテレビをつけっぱなしにしていませんか?

もしそうであるなら、今日からそれをぜひおやめください。テレビは見たい番組だけを、目的を持って見ていただき、それ以外は、スイッチを切ってお過ごしいただきたいのです。

人は家族や友人との接触を通じて、感情や情緒が育成されるものです。テレビばかりを見ていれば、そばにいる家族との会話も少なくなり、大切な人とのコミュニケーションがうまく出来なくなってしまう恐れがあるからです。心豊かに過ごせるはずの家族団らんのひとときが、テレビがついていることで失われてしまうのは、放送人の一人として悲しいことです。

テレビ番組にもいろいろな内容のものがあります。重要な情報を得ることが出来るニュース番組もあれば、放送大学のように、勉学を志すものにとっては欠かせない番組もあります。またドラマや歌番組、幼児番組もあります。ですから、テレビは上手に見れば、その効用は限りなくあるものだといえるのです。

しかし昨今、家族全員がテレビをチラチラ見ながら、ものを言わずに食事をしているというご家庭が増えている傾向があります。残念なことです。テレビに夢中になる時間をなるべく少なくして、今日あった出来事などをお互いに語り合う時間を作っていただきたいのです。食事は、料理を作ってくれた方に感謝しながら、そのおいしさを味わってください。テレビに気をとられながらの食事では、料理の味はわかりません。一人暮らしのあなたであるなら、心休まる音楽を聴きながら、食事をゆっくり楽しんでください。

携帯電話、テレビゲーム、インターネットなどのＩＴ化で、顔の見えないコミュニケーションが成り立ち、子供たちの脳の発達に影響が出るのではないかと心配されています。

「人の目を見ないで」人と話をすることは、脳細胞の発達にとって不都合だといいます。相手の顔を見て会話することで、相手の反応を知る事が出来ます。想像力もきたえられます。これが脳に刺激を与え、脳の基本的な機能が発達するというのです。

テレビは、一方通行です。あなたと会話をしてくれません。放送のデジタル化で、視聴者の質問に応えてくれる双方向番組も増えてきました。しかしこれとて、人間の顔は見えず、相手は機械的に応えるだけです。

この本は「黙読せずに、声を出して読んでください」とお願いしました。声を出すことがいかに大事かを説明して参りました。

「あなたのボケない脳」を作るためには、あなたから大きな声で話しかけ、あなたから積極的に会話をしていくよう心がけてください。テレビはほどほどにして、たくさんの本を音読しましょう。ご家族や友人たちに、あなたの好きな本を読み聞かせてあげましょう。それが、あなたの脳を若返らせる結果につながるのですから。

参考文献

ＮＨＫサイエンススペシャル　ＮＨＫ出版
脳機能トレーニング（築山節著）　オーム社出版局
脳力で自分を変える　河出書房新社

Let's Try!

橋本テツヤのテレビ式
読んで声出す
脳の若がえりBOOK

2004年５月20日　初版第１刷発行

著者 ✢ 橋本テツヤ

発行者 ✢ 籠宮良治
発行所 ✢ 太陽出版
〒113-0033　東京都文京区本郷4-1-14
TEL 03-3814-0471 / FAX 03-3814-2366
http://www.taiyoshuppan.net/

印刷 ✢ 壮光舎印刷
製本 ✢ 井上製本所
ISBN　4-88469-373-6